CB073209

MEDICINA

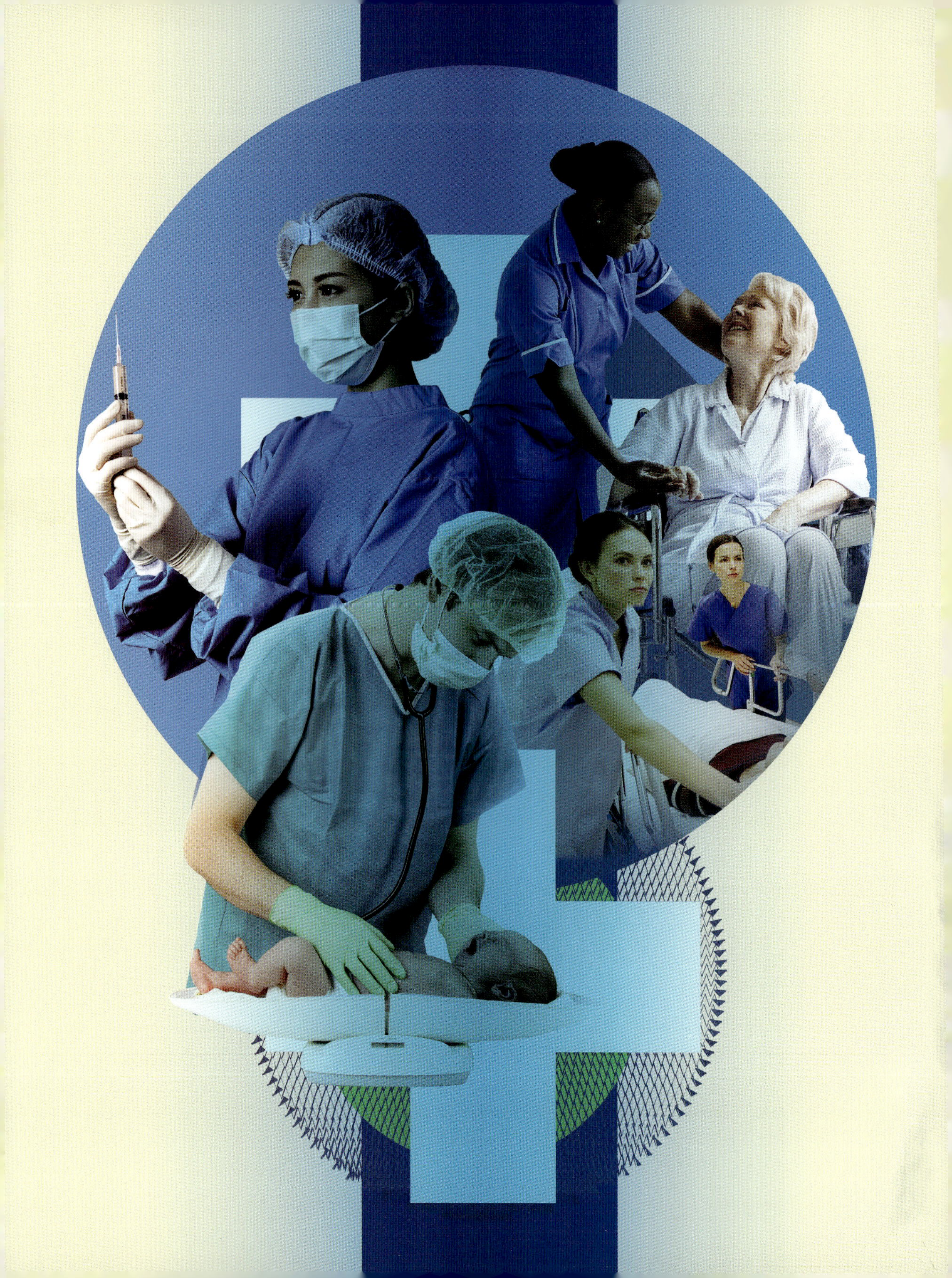

MEDICINA

50 conceitos e teorias fundamentais explicados de forma clara e rápida

Editora
Gabrielle M. Finn

Colaboradores
Philip Cox
Laura Fitton
Joanna Matthan
Larissa Nelson
Martin Veysey

Ilustrações
Steve Rawlings

PUBLIFOLHA

Título original: *30-Second Medicine*

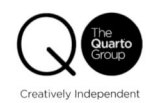

Publicado originalmente no Reino Unido em 2017 pela The Ivy Press Limited, um selo editorial da Quarto Publishing plc., Ovest House, 58 West Street, BN1 2RA, Brighton, Inglaterra.

Copyright © 2017 The Ivy Press Limited
Copyright © 2017 Publifolha Editora Ltda.

Todos os direitos reservados. Nenhuma parte desta obra pode ser reproduzida, arquivada ou transmitida de nenhuma forma ou por nenhum meio sem a permissão expressa e por escrito da Publifolha Editora Ltda.

Proibida a comercialização fora do território brasileiro.

Coordenação do projeto **Publifolha**
Editora-assistente **Isadora Attab**
Produtora gráfica **Samantha R. Monteiro**

Produção editorial **Página Viva**
Edição **Tácia Soares**
Tradução **Rosane Albert**
Revisão **Lilian de Lima, Maria Prado**
Editoração eletrônica **Yara Penteado Anderi**
Consultoria **Heloana Marinho, acadêmica de medicina pela Universidade de São Paulo**

Edição original **Ivy Press**
Publisher **Susan Kelly**
Diretor criativo **Michael Whitehead**
Diretor editorial **Tom Kitch**
Editora comissionada **Sophie Collins**
Editora de projeto sênior **Caroline Earle**
Designer **Ginny Zeal**
Pesquisa iconográfica **Katie Greenwood**
Ilustrações **Steve Rawlings**
Textos dos glossários **Gabrielle M. Finn**
Colaboradores **Philip Cox, Laura Fitton, Joanna Matthan, Larissa Nelson, Martin Veysey**

Imagem da capa: Freestock.ca/Nicolas Raymond (2ª esq.)

Dados Internacionais de Catalogação na Publicação (CIP)
(Câmara Brasileira do Livro, SP, Brasil)

Medicina : 50 conceitos e teorias fundamentais explicados de forma clara e rápida / [tradução Rosane Albert] ; editora Gabrielle M. Finn. -- São Paulo : Publifolha, 2017. -- (50 conceitos).

Título original: 30-second medicine.
ISBN 978-85-68684-99-3

1. Medicina 2. Medicina - Obras de divulgação I. Finn, Gabrielle M. II. Série.

17-07039   CDD-610
                NLM-WB 100

Índices para catálogo sistemático:
1. Medicina 610

Este livro segue as regras do Acordo Ortográfico da Língua Portuguesa (1990), em vigor desde 1º de janeiro de 2009.

Impresso na China.

PubliFolha
Divisão de Publicações do Grupo Folha
Al. Barão de Limeira, 401, 6º andar
CEP 01202-900, São Paulo, SP
www.publifolha.com.br

SUMÁRIO

6 Introdução

10 Medicina tradicional e alternativa
12 GLOSSÁRIO
14 Xamãs e curandeiros
16 Origens da medicina
18 **Perfil: Hipócrates**
20 Homeopatia
22 Sistemas de saúde
24 Medicina Tradicional Chinesa (MTC)

26 Avanços fundamentais
28 GLOSSÁRIO
30 Doação de órgãos e transplante
32 Fertilização in vitro (FIV)
34 Bypass e marca-passo
36 Projeto Genoma Humano (PGH)
38 **Perfil: Joseph Lister**
40 Diálise
42 Órgãos biônicos
44 Cirurgia minimamente invasiva

46 Imagiologia e tecnologia
48 GLOSSÁRIO
50 Raios X
52 Tomografia computadorizada (TC)
54 Ressonância magnética (RM)
56 Ultrassom
58 **Perfil: William Osler**
60 Células-tronco e engenharia de tecidos
62 Membros artificiais
64 Impressão 3-D e bioimpressão

66 Tratamentos, terapias e procedimentos
68 GLOSSÁRIO
70 Imunização e vacinação
72 Tratamentos de câncer
74 Contracepção
76 Antibióticos
78 **Perfil: Alexander Fleming**
80 Anestesia e cirurgia
82 Transfusão e doação de sangue
84 Lobotomia e eletroconvulsoterapia (ECT)
86 Psicoterapia

88 Doenças
90 GLOSSÁRIO
92 Malária
94 Demência
96 Diabetes Mellitus
98 Doença vascular
100 **Perfil: Clara Barton**
102 Poliomielite
104 Vírus da imunodeficiência humana (HIV)
106 Câncer
108 Fibrose cística (FC)
110 Doença do vírus ebola

112 Funções na medicina
114 GLOSSÁRIO
116 Fisioterapeuta
118 Enfermeiro
120 Médico
122 Radioterapeuta
124 **Perfil: Florence Nightingale**
126 Médico associado
128 Farmacêutico
130 Parteira

132 Medicamentos
134 GLOSSÁRIO
136 Paracetamol
138 Antidepressivos
140 Insulina
142 Estatinas
144 **Perfil: Elizabeth Garrett Anderson**
146 Inibidores da bomba de prótons (IBPs)
148 Anticoagulantes
150 *Cannabis*

152 Apêndices
154 Fontes de informação
156 Sobre os colaboradores
158 Índice
160 Agradecimentos

INTRODUÇÃO
Gabrielle M. Finn

A medicina é a ciência do diagnóstico, do tratamento e da prevenção de doenças. Sua história está mergulhada em sangue, antiguidade e descobertas, dos rituais da medicina tradicional e dos pensamentos de Leonardo da Vinci aos avanços atuais em clonagem e biônica. O objetivo deste livro é apresentar alguns dos tópicos mais interessantes da medicina na forma de pílulas de conhecimento. Vamos começar explorando os primeiros provedores de cuidados médicos, como xamãs e curandeiros, e concluir com avanços pioneiros, como membros artificiais e órgãos desenvolvidos em laboratório.

O modo como a medicina é encarada – sejam a homeopatia e a chinesa tradicional, sejam a radioterapia e a cirurgia – determina-se pela cultura e pelo estado de saúde das pessoas. A linguagem da medicina faz parte da cultura cotidiana. Doenças e medicamentos são locais conhecidos na paisagem biológica. Porém, embora muitos tenham um bom estoque de remédio no armário do banheiro, em geral não entendem a indisposição que sentem e o verdadeiro objetivo do comprimido que estão prestes a tomar. Isso é algo que pretendemos mudar com a leitura deste livro.

A medicina evoluiu em uma velocidade espantosa – as tecnologias e os tratamentos utilizados comumente hoje, como diálise e radioterapia, não muito tempo atrás eram vistos como elementos de filmes de ficção científica. Imagine aonde a medicina poderá chegar na próxima década ou século. Se já conseguimos produzir membros biônicos e usar robôs em cirurgias, o que virá a seguir?

Sem lançar mão de uma linguagem técnica, vamos desmistificar uma série de tratamentos, como implantes cocleares para restaurar a audição, membros biônicos controlados pelo paciente e doação de órgãos. Você se tornará um especialista em imagens, de raios X a IRM, de ultrassom a tomografia computadorizada, e ficará sabendo tudo o que precisa sobre tratamentos como quimioterapia e medicina preventiva, incluindo vacinação e contracepção.

As observações do médico grego clássico Hipócrates lançaram as bases da medicina moderna.

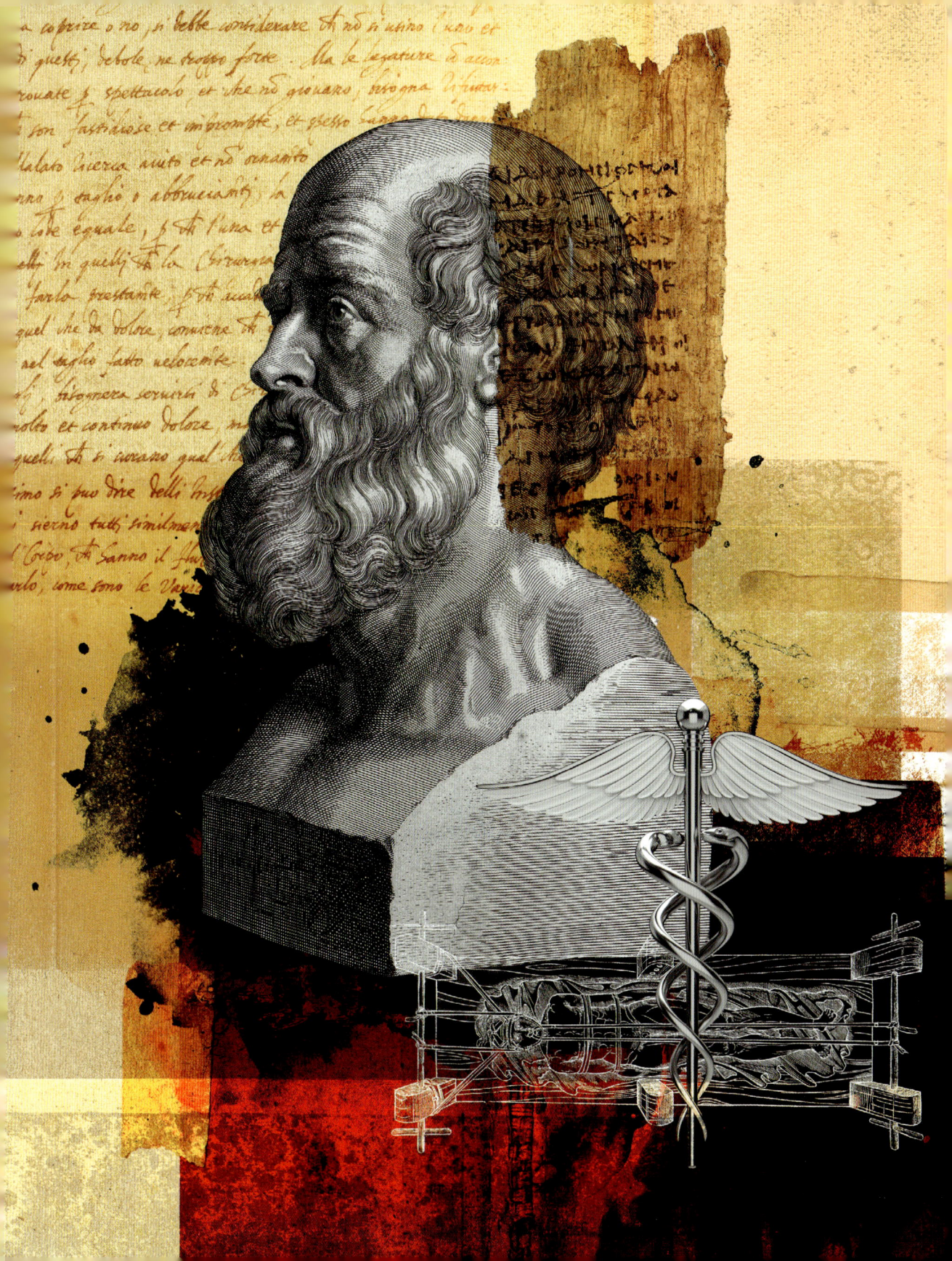

A medicina é um tema fascinante, ainda que complexo. Cobre uma infinidade de tópicos, abrangendo a anatomia do corpo, cirurgias, terapias, tratamentos, remédios e doenças, para citar poucos. Relatar a história da medicina em um livro seria uma façanha; em vez disso, escolhemos tópicos que abordam as origens da medicina e tratamentos revolucionários, além de explicar algumas das doenças e tratamentos mais comuns.

Como este livro funciona
Este livro não vai responder a todas as perguntas, mas espera despertar seu interesse para se aprofundar no assunto. Ele tem uma estrutura bem simples – você pode começar por onde quiser. São 50 tópicos sucintos e autônomos, mas reunidos pelo tema em sete capítulos. O texto principal é sempre acompanhado por uma visão rápida do tópico na seção "Prescrição" e por informações adicionais na seção "Tratamento".

Uma equipe de cientistas e médicos elaborou uma jornada pela história médica, evitando jargões e apresentando um conciso curso intensivo. Começamos com **Medicina tradicional e alternativa**, que trata das origens da medicina nas tradições populares e antigas. Seguindo adiante, em **Avanços fundamentais**, exploramos alguns dos maiores e mais famosos progressos da história médica. Em **Imagem e tecnologia**, examinamos os mecanismos que permitem dar uma espiada sob a superfície do corpo e descobrir o que se esconde ali. Depois, passamos à exploração de **Tratamentos, terapias e procedimentos** disponíveis para os pacientes. No capítulo **Doenças** revelamos como diferentes moléstias se apresentam, assim como os sintomas, tratamentos e prognoses a elas associados. A equipe médica está sempre em expansão, e no capítulo **Funções na medicina**, aprendemos as responsabilidades dos principais membros das equipes com que o paciente se depara comumente. Nossa jornada termina com **Medicamentos**, em que estudamos como uma série de remédios funciona, desde aqueles do armário do banheiro a alguns um pouco mais importantes. Entremeados entre os capítulos, há perfis biográficos de figuras eminentes da medicina, cada um com a linha do tempo de sua vida e realizações.

Marcos como a descoberta de antibióticos por Alexander Fleming revolucionaram o tratamento de infecções bacterianas.

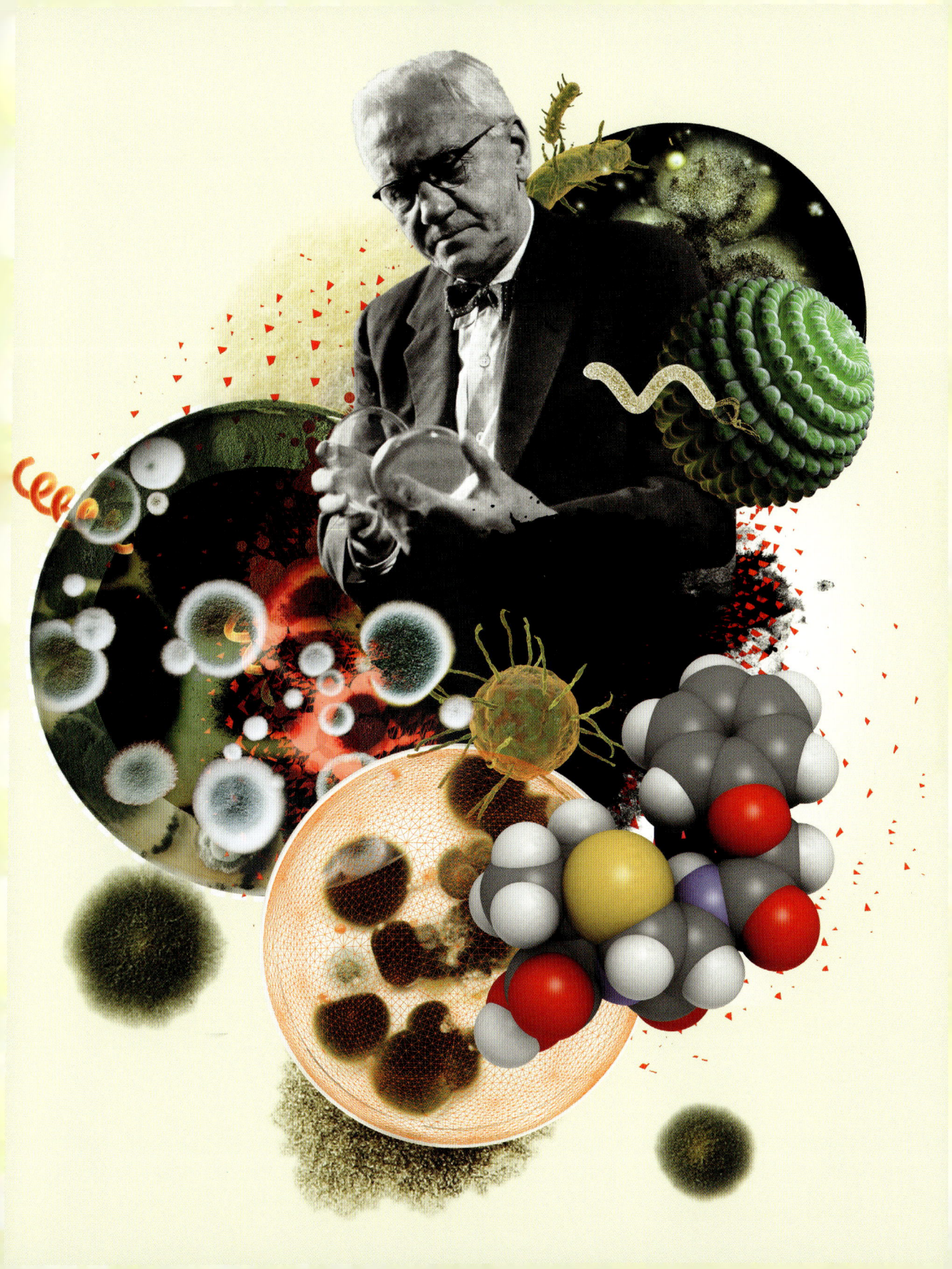

MEDICINA TRADICIONAL E ALTERNATIVA

MEDICINA TRADICIONAL E ALTERNATIVA
GLOSSÁRIO

acupuntura Técnica derivada da medicina chinesa antiga, envolve a inserção de agulhas finas em locais específicos do corpo com finalidade terapêutica ou preventiva. Classificada como forma de medicina alternativa.

Asclepion Hospital da Grécia Antiga dedicado ao deus da saúde, Asclépio. Construído em 357 a.C., perto de Kos.

bem-estar social O papel de um governo na proteção e promoção do bem-estar econômico e social de seus cidadãos. Pode compreender alguns encargos com o propósito de melhorar saúde, educação, emprego e seguridade social.

charlatanismo A realização de práticas médicas fraudulentas, arriscadas ou ignorantes.

fitoterápico Extratos de plantas que podem ser ingeridos ou aplicados à pele para tratar problemas de saúde ou auxiliar o funcionamento do corpo. Têm sido usados medicinalmente desde tempos remotos.

Juramento de Hipócrates Historicamente feito pelos médicos, foi escrito por Hipócrates e é um dos textos médicos gregos mais conhecidos. O novo médico devia jurar por inúmeros deuses da cura e manter padrões éticos. Versões semelhantes ainda existem.

mágico-religioso Característico de um corpo de práticas mágicas voltadas a levar um ser sobrenatural a produzir ou impedir determinado resultado. Algumas religiões têm crenças que permitem aos seguidores usar mágica para possibilitar a intervenção divina em problemas humanos.

medicina alternativa Termo usado para descrever tratamentos e procedimentos outros que não os métodos rotineiros da medicina convencional. Exemplos são a homeopatia, a osteopatia e a acupuntura.

medicina aiurvédica Considerada um dos mais antigos sistemas de cuidados de saúde. Desenvolveu-se na Índia e é holística. Empenha-se na criação de harmonia entre corpo, mente e espírito, porque considera que tal equilíbrio previne doenças e prolonga a vida.

medicina holística Sistema que se concentra no exame da pessoa como um todo. Leva em conta fatores físicos, nutricionais, ambientais, emocionais, sociais, espirituais e de estilo de vida.

médico de família e comunidade Fornece cuidados básicos e continuados a pacientes de uma comunidade. Trata algumas doenças, mas também pode encaminhar pacientes a hospitais para mais exames e tratamento.

pseudociência Algo que pretende ser científico, mas que não se enquadra a um método científico específico.

purgação Ato de livrar-se de algo que está no corpo, seja alimento, toxina, sentimento indesejado, lembrança ou doença.

sangria Retirada de sangue de um paciente para curar ou prevenir doenças. Prática antiga que ainda ocorre atualmente em algumas culturas.

sucussão Processo de sacudir vigorosamente. Na homeopatia, a sucussão refere-se à série de diluições e batidas necessárias para o preparo da medicação. Na medicina, refere-se ao método de sacudir para detectar a presença de líquido e ar em uma cavidade do corpo.

XAMÃS E CURANDEIROS

Curadores pré-modernos ajudavam os doentes a entender a doença em uma época em que a medicina como cura de enfermidades não fazia parte da experiência comum. Os xamãs antigos eram possuidores de poderes mágico-religiosos e versados em antigas tradições das sociedades indígenas. Como curadores, eram indispensáveis em todas as cerimônias que envolvessem a alma humana, já que a doença era associada à alma, desviada ou roubada do recém-falecido por um espírito benévolo ou maligno. A base do tratamento era localizá-la por meio de um transe, recapturá-la e convencê-la a voltar para o corpo, restaurando assim a saúde. Os curandeiros eram muito respeitados nas sociedades tribais por sua capacidade de curar aqueles com doenças causadas especificamente por feitiçaria. Seus poderes mágicos de adivinhação e cura, além do acesso aos espíritos benévolos dos antepassados, demonstravam serem capazes de combater o feitiço poderoso – suspeito usual de causar todas as doenças. Em muitos lugares, os curandeiros tornaram-se sinônimo de charlatanismo, impostores que enganam doentes e enfermos usando superstição ou formas de medicar suspeitas para obter lucro. Hoje, pejorativamente, os praticantes de medicina alternativa, como os curadores pela fé, são às vezes incluídos nessa categoria.

PRESCRIÇÃO
Os xamãs alcançavam o êxtase religioso em rituais e confraternizavam com os espíritos para que restaurassem a saúde, enquanto os curandeiros tinham acesso a remédios que protegiam contra a feitiçaria.

TRATAMENTO
Os rituais dos xamãs e dos curandeiros mágico-religiosos para tratar doenças os tornam os curadores mais influentes da sociedade pré-moderna. Embora não similar à medicina moderna, sua ação serve como ponto de partida para medir o progresso da medicina ao longo da história. Alguns ramos da medicina moderna podem ser rastreados até raízes pré-históricas e incluíam elementos ritualísticos ou simbólicos da medicina tribal ou indígena para afastar a doença ao acessar a mente.

TEMAS RELACIONADOS
ORIGENS DA MEDICINA
p. 16

HOMEOPATIA
p. 20

MEDICINA TRADICIONAL CHINESA (MTC)
p. 24

DADOS BIOGRÁFICOS
W. H. R. RIVERS
1864-1922
Neurologista, psicólogo, etnólogo e antropólogo inglês, pavimentou o caminho para a pesquisa sobre a medicina pré-histórica e práticas médicas nativas

CITAÇÃO
Joanna Matthan

Antes da evolução da medicina moderna, os curadores usavam rituais e cerimônias mágico-religiosas para curar doentes.

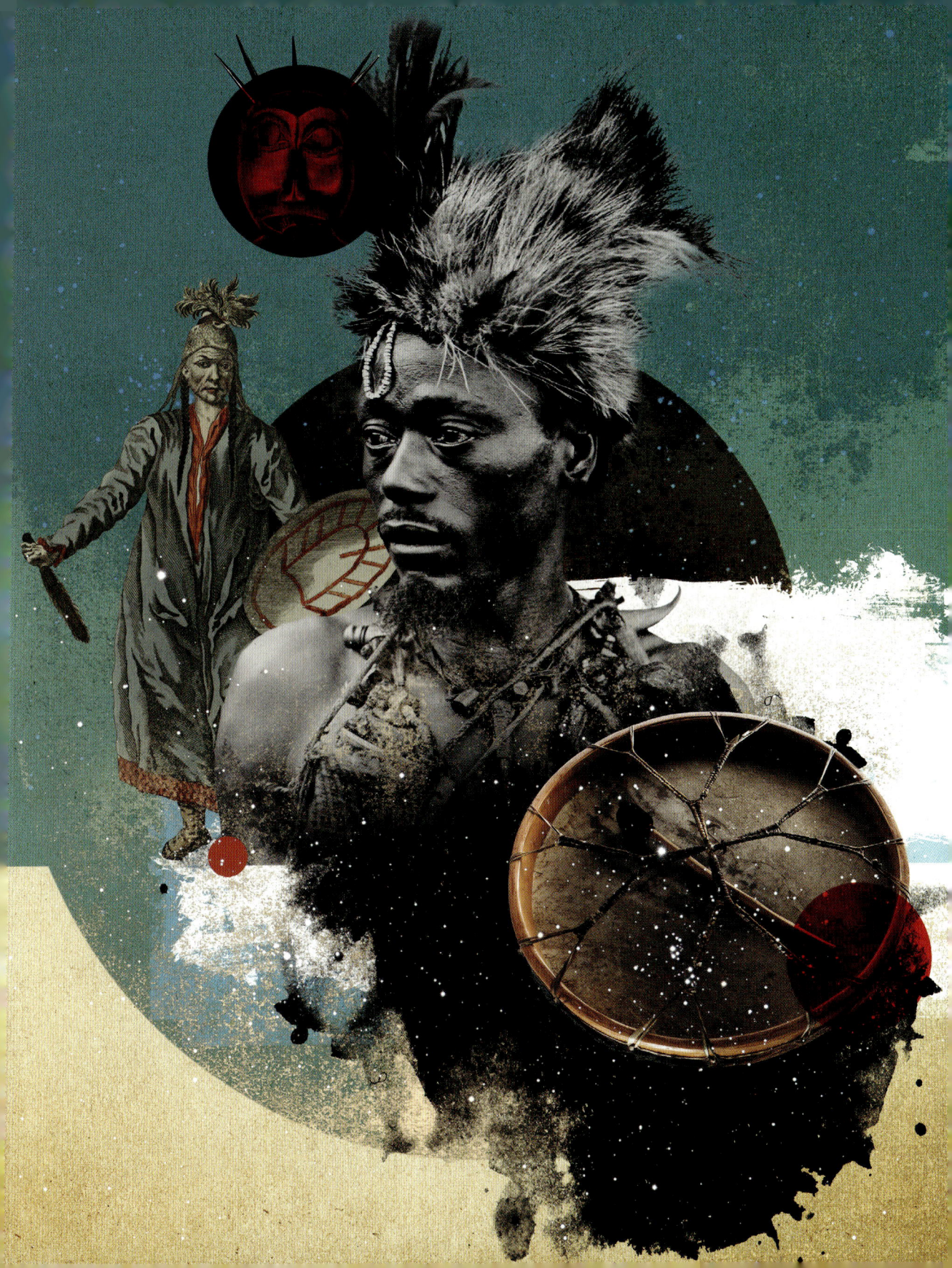

ORIGENS DA MEDICINA

Os cirurgiões-barbeiros realizavam operações nos feridos de guerra por toda a Europa medieval. Suas outras tarefas diárias eram cortes de cabelo e sangrias, extração de dentes, venda de remédios (duvidosos) e administração de enemas. Não eram homens educados – muitos não sabiam ler; aprendiam sua profissão como aprendizes de alguém mais experiente. Os cirurgiões começaram a se formar em faculdades a partir dos anos 1700. Conforme se tornaram profissionais respeitáveis, os estudos de anatomia ganharam importância na medicina europeia. Ao dissecar corpos e aprender com eles, os médicos se distanciaram das profissões associadas à charlatanice (estudos botânicos e homeopatia). Mais e mais cadáveres tornaram-se necessários para ensinar estudantes, e a demanda crescente levou ao comércio ilegal de corpos. À noite, ladrões esgueiravam-se nos cemitérios, desenterravam o morto recente e o entregavam nas mãos dos dissecadores. Não precisavam temer a prisão desde que não se sentissem tentados a roubar os pertences do falecido. Antes dos anos 1830, somente os condenados à "morte e dissecação" ficavam disponíveis legalmente; os corpos não reclamados (usualmente de moradores de abrigos) também podiam ser usados. A dissecação precisava ser feita rapidamente para evitar os odores da putrefação.

PRESCRIÇÃO
Cirurgiões-barbeiros, ladrões de corpos e os primeiros estudos de anatomia estavam ligados pela lei da oferta e da procura.

TRATAMENTO
Na Antiguidade, dissecações eram comuns no Egito e na Grécia. Os primeiros estudos anatômicos modernos começaram na Itália: anatomistas em Bolonha dissecavam cadáveres para entender o funcionamento dos órgãos. A medicina tinha se tornado uma profissão científica. Ladrões de corpos às vezes eram confundidos com ladrões de cemitério, que roubavam bens de valor dos túmulos e dos mortos. Alguns ladrões de corpos, notadamente Burke e Hare nos anos 1800, em Edimburgo, recorriam à prática de matar pessoas em vez de simplesmente roubar cadáveres.

TEMAS RELACIONADOS
HIPÓCRATES
p. 18

HOMEOPATIA
p. 20

JOSEPH LISTER
p. 38

ANESTESIA E CIRURGIA
p. 80

DADOS BIOGRÁFICOS
AMBROISE PARÉ
1510-1590
Cirurgião-barbeiro francês cujo trabalho atingiu o status profissional de cirurgia

ANDREAS VESALIUS
1514-1564
Anatomista flamengo que produziu um monumental atlas de anatomia humana, *De humani corpori fabrica* [Da organização do corpo humano] (1543), que foi o início das abordagens experimentais para entender a medicina

CITAÇÃO
Joanna Matthan

Quando a cirurgia tornou-se uma profissão, a procura por corpos para dissecar e estudar aumentou.

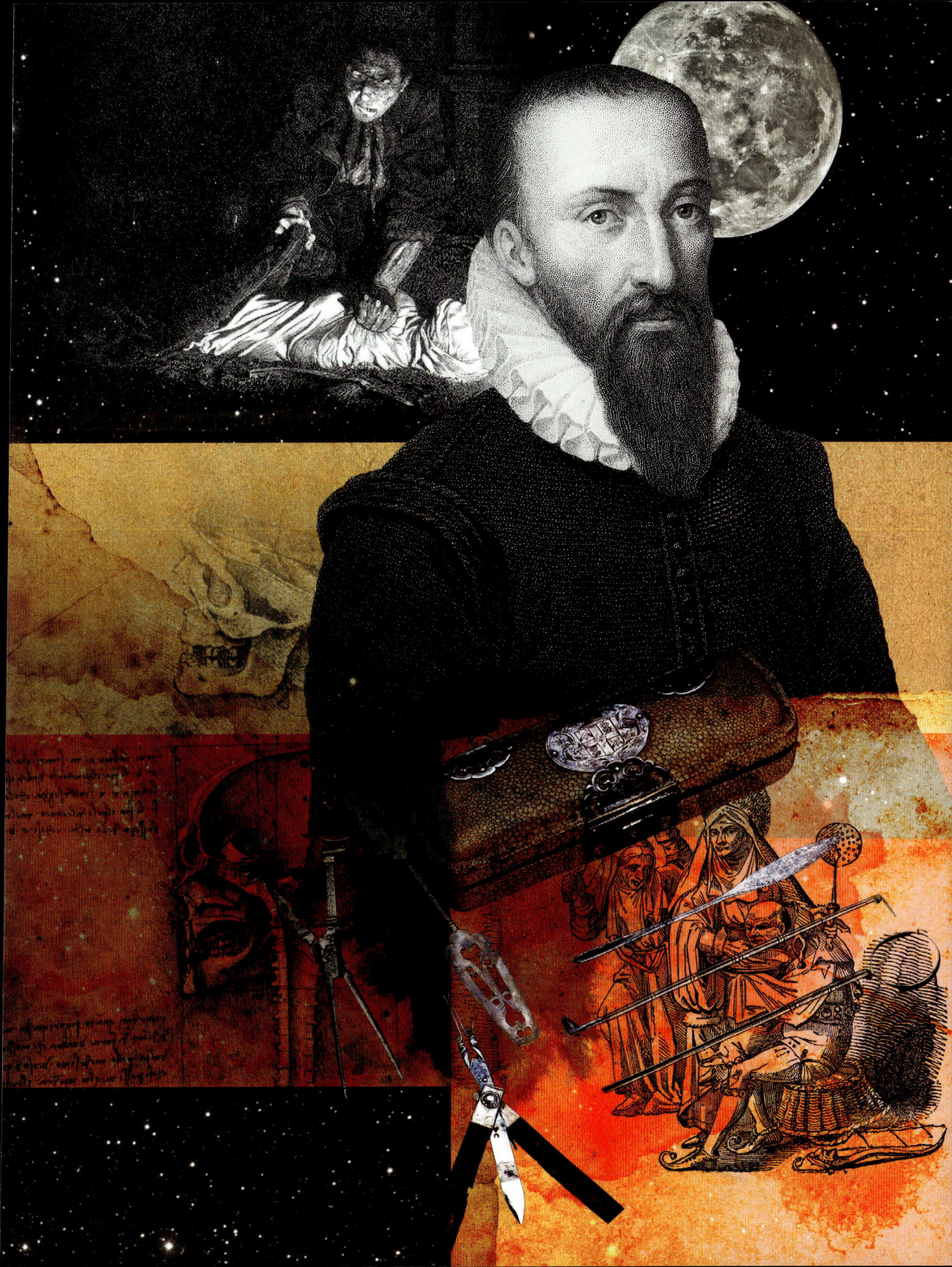

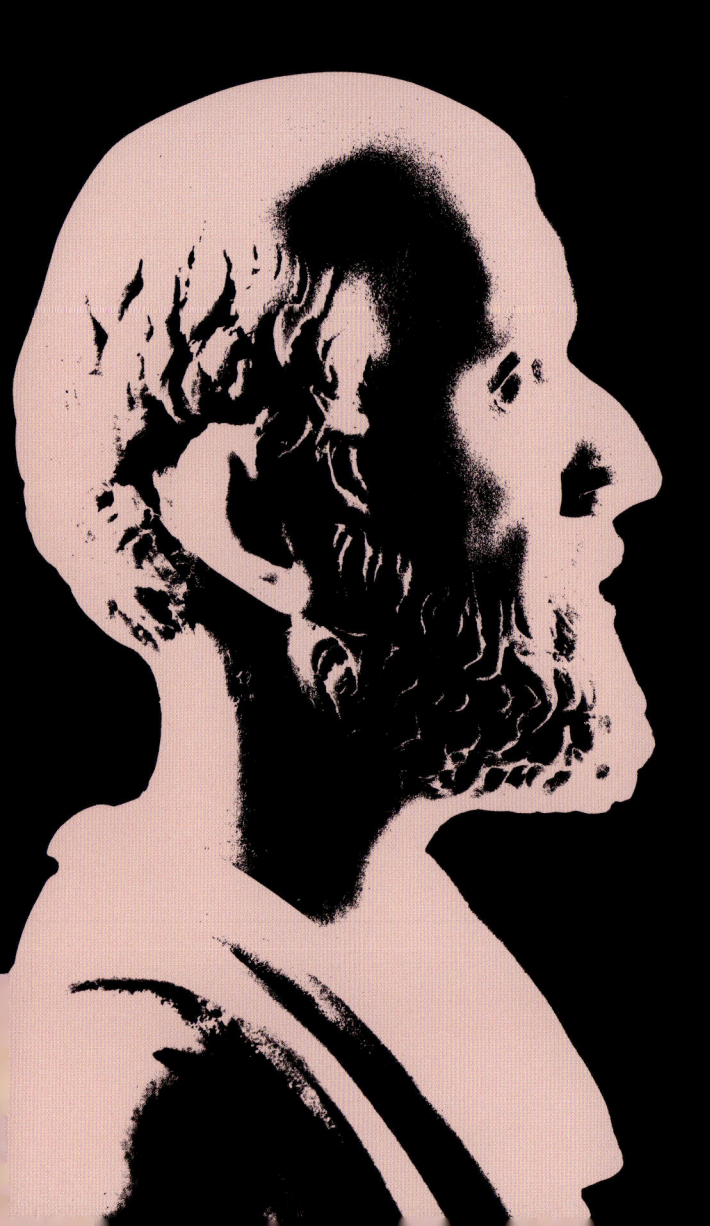

c. 460 a.C.
Nasce na ilha grega de Kos, filho de Heráclides (médico) e Praxiteia

c. 455-435 a.C.
Recebe nove anos de ensino básico, seguidos por dois anos de escola secundária e aprendizado médico. Recebe treinamento médico formal no Asclepion (templo da saúde) de Kos

430-427 a.C.
Passa três anos em Atenas, na ocasião assolada pela peste. Acredita-se que tenha curado o rei da Macedônia de tuberculose

431-404 a.C.
Guerra do Peloponeso: o ápice da carreira de Hipócrates

400 a.C.
Funda a Escola de Medicina em Kos e acumula os papéis de professor e médico. Provavelmente os filhos Draco e Téssalo e o genro Pólibo tenham feito o aprendizado de medicina com ele

c. 370 a.C. (entre 374 a.C. e 350 a.C.)
Morre em Lárissa, Tessália

HIPÓCRATES

A medicina tem muito a agradecer ao "Pai da Medicina Ocidental", o médico grego clássico Hipócrates (de Kos), por seu modo radicalmente diferente de ver as relações entre as causas das doenças e seu tratamento e por fundar a Escola de Medicina Hipocrática, onde a observação e a documentação objetivas eram enfatizadas – ambos os fatores constituíram a base da medicina moderna. A profissão do médico tornou-se distinta de qualquer outra graças a seus esforços. Anteriormente, os curandeiros atribuíam a causa das doenças a qualquer coisa, da posição das estrelas ao descontentamento dos deuses. Hipócrates insistiu que a razão deveria guiar o diagnóstico e o tratamento de doenças. Ele observava os pacientes e usava suas impressões e sua experiência para fazer um diagnóstico, tratar o doente e também avaliar como o quadro progrediria (prognóstico).

Não se sabe muita coisa sobre a vida privada de Hipócrates. A maior parte dos conhecimentos parece ser lenda ou ter sido inventada com o passar do tempo. Mesmo as datas de nascimento e morte são aproximadas. Ele nasceu de uma família abastada por volta de 460 a.C. em Kos, uma ilha grega. Seu pai e seu avô eram médicos, portanto Hipócrates deve ter recebido a melhor educação possível e foi aprendiz de seus parentes. Recebeu seu treinamento médico formal no Asclepion de Kos, mas também teve aulas com outro médico, Heródico. Sabe-se que viajou muito, que teve dois filhos e uma filha, tratou das necessidades dos grandes e poderosos (diz-se que ele curou o rei da Macedônia de tuberculose) e passou pelo menos três anos na Atenas assolada pela peste.

Hipócrates e seus seguidores descreveram inúmeras doenças. O hipocratismo digital, hoje chamado baqueteamento digital, que ocorre em um determinado tipo de doença cardíaca ou pulmonar, foi descrito pela primeira vez por ele. A medicina moderna pode lhe agradecer por incutir disciplina, prática rigorosa e estrito profissionalismo no código de conduta dos médicos. Um médico hipocrático procuraria ser honesto, calmo, sério, compreensivo e asseado o tempo todo. Profissionais do mundo todo ainda fazem o Juramento de Hipócrates ao se formar, mas num formato mais novo e culturalmente aceito.

Hipócrates é também considerado o autor do *Corpus Hippocraticum*, coletânea de cerca de 60-70 relatos médicos; provavelmente, porém, esse trabalho monumental foi escrito por diversas mãos. O ano exato de sua morte em Lárissa não é conhecido, mas se acredita que tenha vivido até a casa dos 80 anos ou talvez mesmo passado a marca do centenário.

Joanna Matthan

HOMEOPATIA

A homeopatia foi largamente

usada no século XIX como terapia alternativa. Baseia-se no princípio da cura pela semelhança. Em 1796, um médico alemão, Samuel Hahnemann, consumiu uma grande dose de quinino (a casca de uma árvore peruana), um tratamento popular para malária, e percebeu que seus sintomas eram semelhantes aos dos pacientes com malária, apesar de ele mesmo estar bem. Fez a experiência com diversos tratamentos comuns e concluiu que as doenças podiam ser mais bem tratadas com os medicamentos que produziam, em pessoas saudáveis, sintomas similares aos de quem estava com a moléstia. Como a homeopatia é baseada na crença de que pequenas quantidades de uma substância curam os sintomas que ela causaria em doses maiores, e que grandes quantidades podem piorar a doença, a substância é diluída até as moléculas não serem detectadas e depois agitada vigorosamente, no processo chamado sucussão. Acredita-se que quanto mais diluído o remédio, maior seu efeito, de modo que são usadas doses muito pequenas. Nenhuma medicação é dada até outros aspectos do paciente serem considerados, como personalidade, estado mental e físico e história de vida. A ciência médica moderna adota postura contrária a sistemas como a homeopatia e os classifica como pseudociências, mas ela se mantém popular em grande parte do mundo.

PRESCRIÇÃO
A homeopatia objetiva tratar a doença com substâncias altamente diluídas que poderiam, em doses grandes, produzir a doença em uma pessoa saudável.

TRATAMENTO
A homeopatia ganhou popularidade num tempo em que sangria, purgação e outros tratamentos duvidosos eram a principal forma de cura. Hahnemann estava desgostoso com os tratamentos não científicos que deveria aplicar a seus pacientes e acreditava que esses métodos causavam mais danos do que benefícios. Assim, a simples e menos prejudicial homeopatia chegou como um alívio para muitos pacientes e também para alguns médicos.

TEMA RELACIONADO
XAMÃS E CURANDEIROS
p. 14

DADOS BIOGRÁFICOS
HIPÓCRATES
c. 460-c. 377 a.C.
Médico e filósofo grego que pode ter feito experiências homeopáticas ao tratar a mania com uma pequena dose de mandrágora, sabendo que uma dose maior causava o problema

PARACELSO
1493-1541
Alquimista, médico, astrólogo e filósofo suíço, disse que uma pequena dose do "que faz um homem adoecer também o cura"

SAMUEL HAHNEMANN
1755-1843
Médico alemão que fundou o sistema de homeopatia

CITAÇÃO
Joanna Matthan

Os experimentos de Samuel Hahnemann o levaram à conclusão de que "semelhante cura semelhante".

LIQ:QUIN

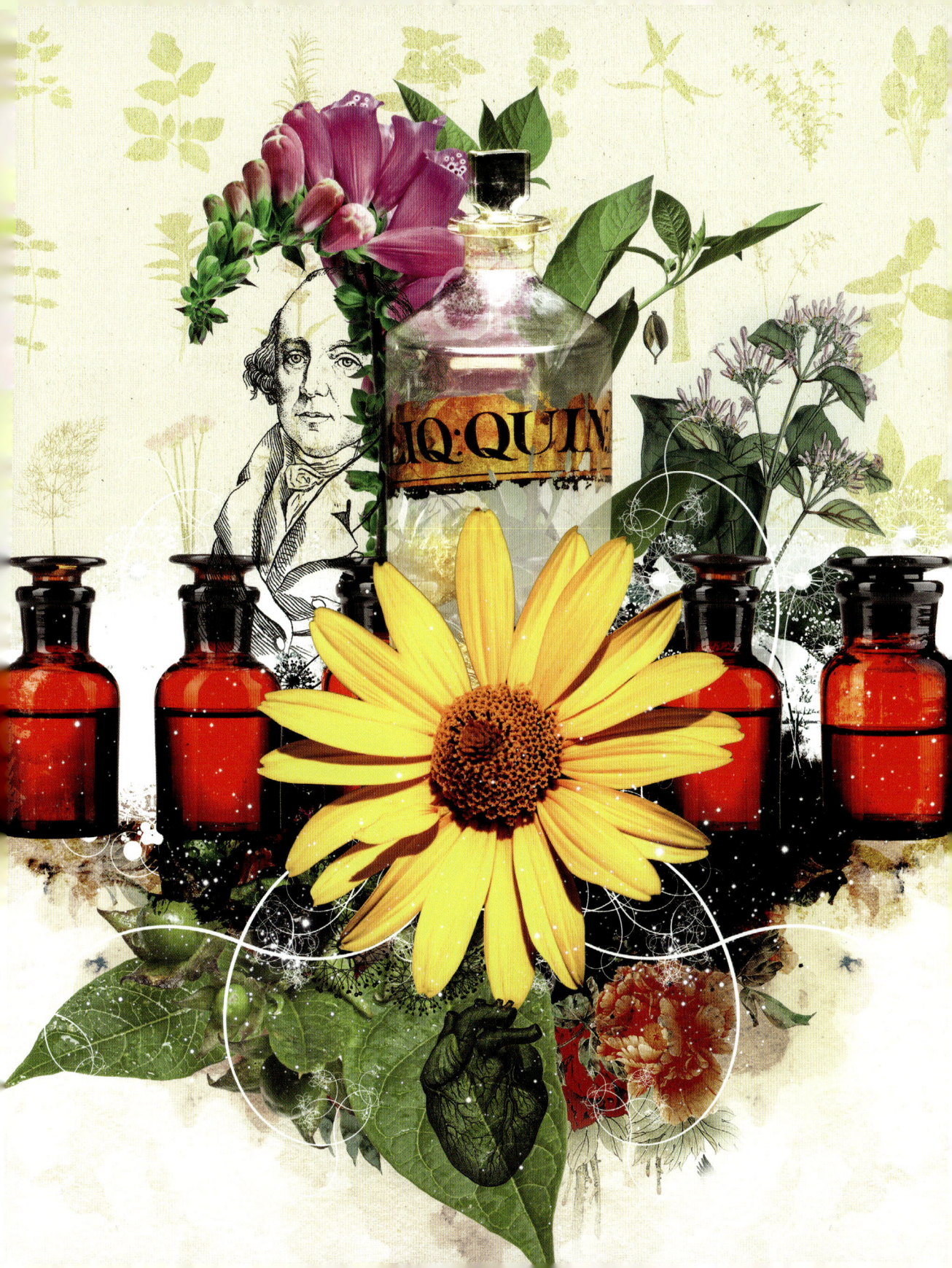

SISTEMAS DE SAÚDE

Bons sistemas de saúde fornecem serviços de alta qualidade aos pacientes sempre e onde for necessário. Requerem um mecanismo de financiamento estável, profissionais treinados e remunerados adequadamente, instalações bem mantidas e a capacidade de fornecer cuidados médicos, remédios e tecnologias. Em sistemas empresariais, como o norte-americano, o seguro-saúde privado é para quem pode pagar, e os hospitais públicos atendem gratuitamente os que não podem. Em países socialistas como Cuba e China, todos os cuidados com a saúde cabem ao Estado. Alguns países combinam contribuição privada e dinheiro público, de modo que o atendimento às pessoas menos saudáveis é bancado por um fundo comum. Outros, incluindo Brasil, Reino Unido e Israel, oferecem cuidado abrangente para todos (embora sistemas privados também existam). O sistema de saúde em geral é hierarquizado. Os serviços básicos, prestados por médicos de família e comunidade com conhecimento abrangente, são a primeira opção para os pacientes. O nível secundário responsabiliza-se por doenças que exijam o conhecimento de especialistas e costuma ser acessado após o encaminhamento pelo atendimento básico. O nível terciário reserva-se a pacientes já hospitalizados que demandem profissionais de formação especializada mais intensiva e, em geral, é prestado em grandes centros médicos com equipamentos avançados.

PRESCRIÇÃO
A maioria dos países tem alguma forma de sistema de saúde (dependendo da política, economia e história) para cuidar daqueles que necessitam de assistência médica.

TRATAMENTO
Antigamente o acesso à assistência médica era baseado nos recursos financeiros. A Alemanha iniciou o primeiro serviço previdenciário público no fim dos anos 1800. No Reino Unido, o Serviço Nacional de Saúde começou em 1948 com atendimento grátis para todos. Ainda assim, hoje mais de 400 milhões de pessoas no mundo não são contempladas pelos serviços essenciais de saúde. A Constituição de 1948 da OMS declarou que a saúde é um direito humano fundamental e considera uma de suas prioridades garantir o acesso a todos.

DADOS BIOGRÁFICOS
OTTO VON BISMARCK
1815-1898
Primeiro-ministro e político alemão que implementou o primeiro serviço previdenciário público nos anos 1880 e, em 1883, criou o seguro-saúde (Lei do Seguro Doença)

WILLIAM BEVERIDGE
1879-1963
Economista e reformador social inglês que publicou o Relatório Beveridge em 1942, recomendando ao governo encontrar meios para combater "Carência, Doença, Ignorância, Miséria e Ócio". O Serviço Nacional de Saúde foi iniciado em 1948 com base em suas observações

CITAÇÃO
Joanna Matthan

Embora os mecanismos de financiamento variem nos países, a maioria dos sistemas de saúde utiliza a estrutura de tratamento primário, secundário e terciário.

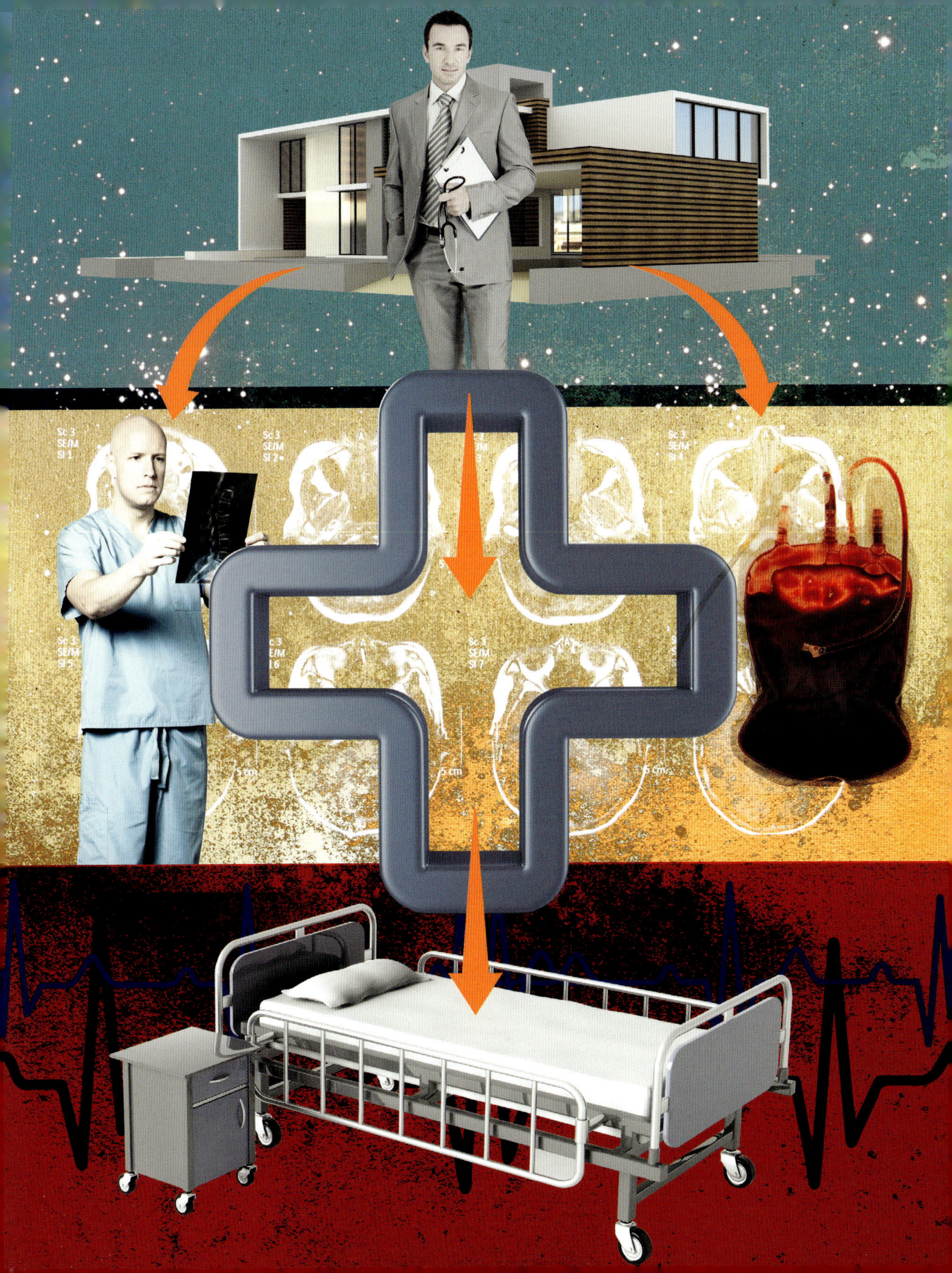

MEDICINA TRADICIONAL CHINESA (MTC)

PRESCRIÇÃO
A MTC é um sistema que segue uma antiga tradição de cura e busca o equilíbrio das forças yin e yang por meio de fitoterápicos e acupuntura.

TRATAMENTO
Considera-se que a MTC representa a antiga medicina chinesa holística inalterada, mas ela absorveu inúmeras influências indianas, da medicina aiurvédica e do budismo, e de muitas outras regiões, combinando a cura da mente e do espírito. Quatro trabalhos (de autoria desconhecida) formam a tradição clássica da MTC; o mais antigo é o *Princípios de medicina interna do imperador amarelo*, do século III a.C., que fornece a base teórica da MTC. Os fitoterápicos chineses e a acupuntura datam de mais de 2.200 anos atrás.

A Medicina Tradicional Chinesa tem suas raízes em um sistema médico antigo que objetiva prevenir ou curar a doença ao reter ou restaurar o equilíbrio yin-yang natural da pessoa. Abrange uma ampla variedade de práticas médicas alternativas, da acupuntura e fitoterapia a terapias dietéticas, massagem e exercícios, e é largamente praticada na China e no Ocidente. A MTC baseia-se no conceito de que o corpo é a representação de um microcosmo de natureza e de sociedade (semelhante à medicina hipocrática). O qi é a energia vital que permeia o corpo, circulando pelos meridianos (canais que ligam os órgãos). Nos seres vivos, a vida surge do fortalecimento do qi, e a morte é sua dissipação. Os curadores da MTC procuram restaurar a distribuição do qi ao equilibrar yin (passivo, interior) e yang (ativo, exterior), as duas forças dinâmicas que se apresentam no corpo humano e no universo. Quando existe harmonia entre essas duas forças cíclicas, a pessoa está saudável. A quebra do equilíbrio entre yin e yang resulta em doença. Uma parte importante da MTC é a acupuntura, em que agulhas finas são introduzidas no corpo em pontos determinados para aliviar a dor e tratar outros problemas. Essa é a prática da MTC mais comum. Por falta de evidências de sua eficácia, o mundo científico considera a MTC uma pseudociência.

TEMAS RELACIONADOS
XAMÃS E CURANDEIROS
p. 14

HIPÓCRATES
p. 18

HOMEOPATIA
p. 20

DADOS BIOGRÁFICOS
LI SHIZHEN
1518-1593
Médico, cientista, farmacologista, herborista, acupunturista e polímata chinês han, publicou em 1578 o *Compêndio de matéria médica* (*Bencao Gangmu*), que relaciona 1.892 medicamentos e 11 mil prescrições formais para diferentes enfermidades

CITAÇÃO
Joanna Matthan

A acupuntura procura restaurar o fluxo do qi ao mirar pontos específicos do corpo. Técnica antiga, permanece muito popular até hoje.

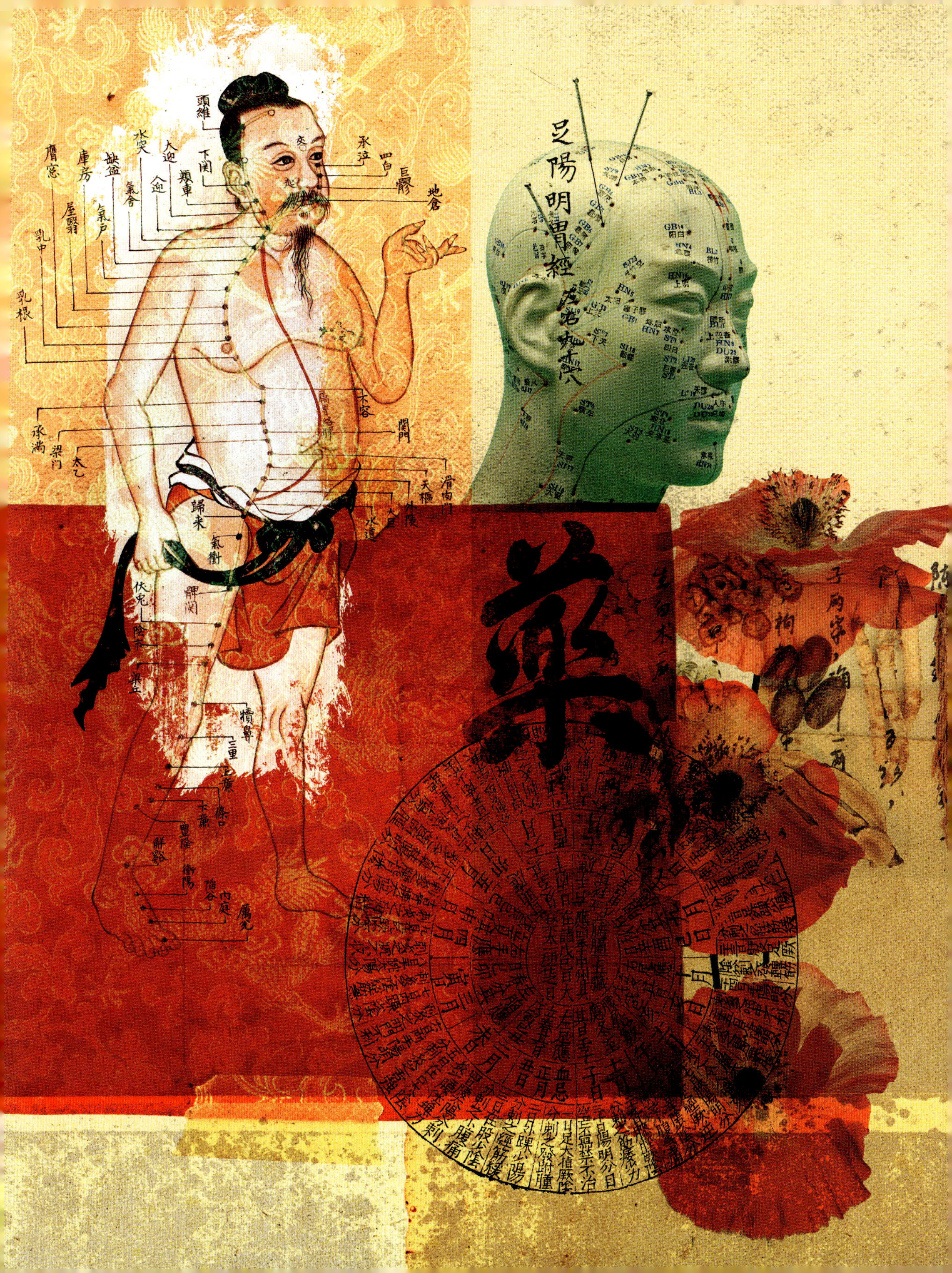
足陽明胃經
藥
頭維
承泣
四白
巨髎
地倉
下関
頰車
大迎
水突
氣舍
缺盆
庫房
膺窗
屋翳
氣戶
乳中
乳根
不容
承滿
太乙
關門
滑肉門
天樞
外陵
大巨
水道
氣衝
伏兔
陰市
梁丘
犢鼻
三里
上廉
條口
下廉
豐隆
解谿
衝陽
陷谷
内庭
厲兌

AVANÇOS FUNDAMENTAIS

AVANÇOS FUNDAMENTAIS
GLOSSÁRIO

antisséptico Substância que é aplicada em tecido vivo exposto ou à pele para reduzir a possibilidade de infecção.

congênita Doença ou anormalidade física que está presente desde o nascimento.

DNA O ácido desoxirribonucleico é uma molécula que carrega as instruções genéticas usadas no desenvolvimento, funcionamento e reprodução dos organismos vivos conhecidos.

doença aguda Doença de aparecimento relativamente rápido, em geral com sintomas graves.

doença crônica Doença ou condição persistente ou com efeitos de longa duração. Tipicamente as doenças crônicas são as que duram mais de três meses.

embalsamamento Tratamento de um corpo morto inteiro ou partes dele para evitar a decomposição. São usadas substâncias químicas apropriadas para o processo de preservação.

embrião O animal nos estágios iniciais de desenvolvimento. Nos humanos, um bebê é um embrião desde o momento da implantação no útero até o fim da oitava semana após a concepção.

feto O embrião de mamífero nos últimos estágios de desenvolvimento, quando exibe as características reconhecíveis do animal maduro. O embrião humano é conhecido como feto do fim do segundo mês de gravidez até o parto.

grupo sanguíneo Também chamado tipo de sangue, é uma classificação do sangue de acordo com a presença de diferentes substâncias. Há quatro grupos principais: A, B, AB e O. O grupo da pessoa é determinado pelos genes herdados dos pais.

mioelétrico Sinal mioelétrico, também conhecido como potencial de ação motora, é um impulso elétrico que produz a contração de fibras de músculos. Um exemplo são os músculos esqueléticos que controlam os movimentos voluntários.

tendões Robusta faixa de tecido conjuntivo fibroso que liga o músculo ao osso. Os tendões são capazes de suportar a tensão de músculos e ossos em movimento.

terapia gênica Técnica experimental que usa genes para tratar ou prevenir doenças. Há três mecanismos principais:
1 Substituir um gene defeituoso que causa doença por uma cópia saudável desse gene;
2 Desativar, ou "nocautear", um gene alterado que está funcionando mal;
3 Introduzir um gene novo no corpo para ajudar a combater uma doença.

ultrassom Também conhecido como ultrassonografia, usa ondas de som de alta frequência para visualizar estruturas dentro do corpo. É realizado por um profissional chamado ultrassonografista ou pelo próprio médico radiologista.

vaso sanguíneo Condutor que leva o sangue por todo o corpo. Há três tipos: veias, artérias e capilares.

veias Vasos que se encaminham ao coração. Trazem consigo o sangue oxigenado do pulmão para o coração, bem como o sangue desoxigenado da circulação sistêmica.

DOAÇÃO DE ÓRGÃOS E TRANSPLANTE

Órgãos são doados a pacientes

que têm órgãos lesionados ou doentes, curando ou melhorando significativamente o estado do receptor. Pode haver transplantes de doadores vivos, com morte cerebral ou falecidos, desde que os órgãos sejam coletados em curto espaço de tempo. Entre os órgãos transplantados em geral estão coração, rins, fígado, pulmões, pâncreas, intestino e timo. Cada vez mais comum é o transplante de outros tecidos como córnea, pele, ossos, tendões, válvulas cardíacas, nervos e vasos sanguíneos. Os rins são os órgãos mais transplantados do mundo. A doação de órgãos e tecidos depende de combinações genéticas entre doador e receptor. Sem compatibilidade de tipo sanguíneo, o tecido será rejeitado pelo corpo receptor. A necessidade de compatibilidade cria longas listas de espera, e muitas vezes pacientes morrem por falência do órgão antes que um doador compatível seja encontrado. Em casos de órgãos como o fígado, em que parte dele pode ser coletada, ou órgãos duplos como os rins, em que a pessoa pode viver com um só, é comum que membros da família façam a doação para o parente doente. As doações entre vivos são bem planejadas, enquanto as que vêm de pessoas mortas resultam de oportunidade, por isso o processo precisa ser bem rápido e muito organizado – o tecido pode morrer em seis horas.

PRESCRIÇÃO
Procedimento cirúrgico em que um órgão ou tecido saudável é transplantado de uma pessoa viva ou falecida – o doador – para um receptor que precisa do transplante.

TRATAMENTO
Doação de órgão difere de doação de corpo, quando uma pessoa doa o corpo inteiro para uma escola de medicina para fins de pesquisa e ensino. O processo envolve embalsamamento, e nenhum tecido é usado em receptores vivos. Os corpos doados são utilizados para dissecação e treinamento ou procedimentos cirúrgicos. Esse processo é bem regulado por leis em cada país.

TEMAS RELACIONADOS
ÓRGÃOS BIÔNICOS
p. 42

IMPRESSÃO 3-D E BIOIMPRESSÃO
p. 64

DADOS BIOGRÁFICOS
JOSEPH EDWARD MURRAY
1919-2012
Cirurgião americano que realizou o primeiro transplante de rim bem-sucedido. Em 1990, ele recebeu o Nobel de Fisiologia ou Medicina

CITAÇÃO
Gabrielle M. Finn

Transplantes de órgãos são operações muito bem organizadas e, em doações vindas de cadáveres, a velocidade é essencial.

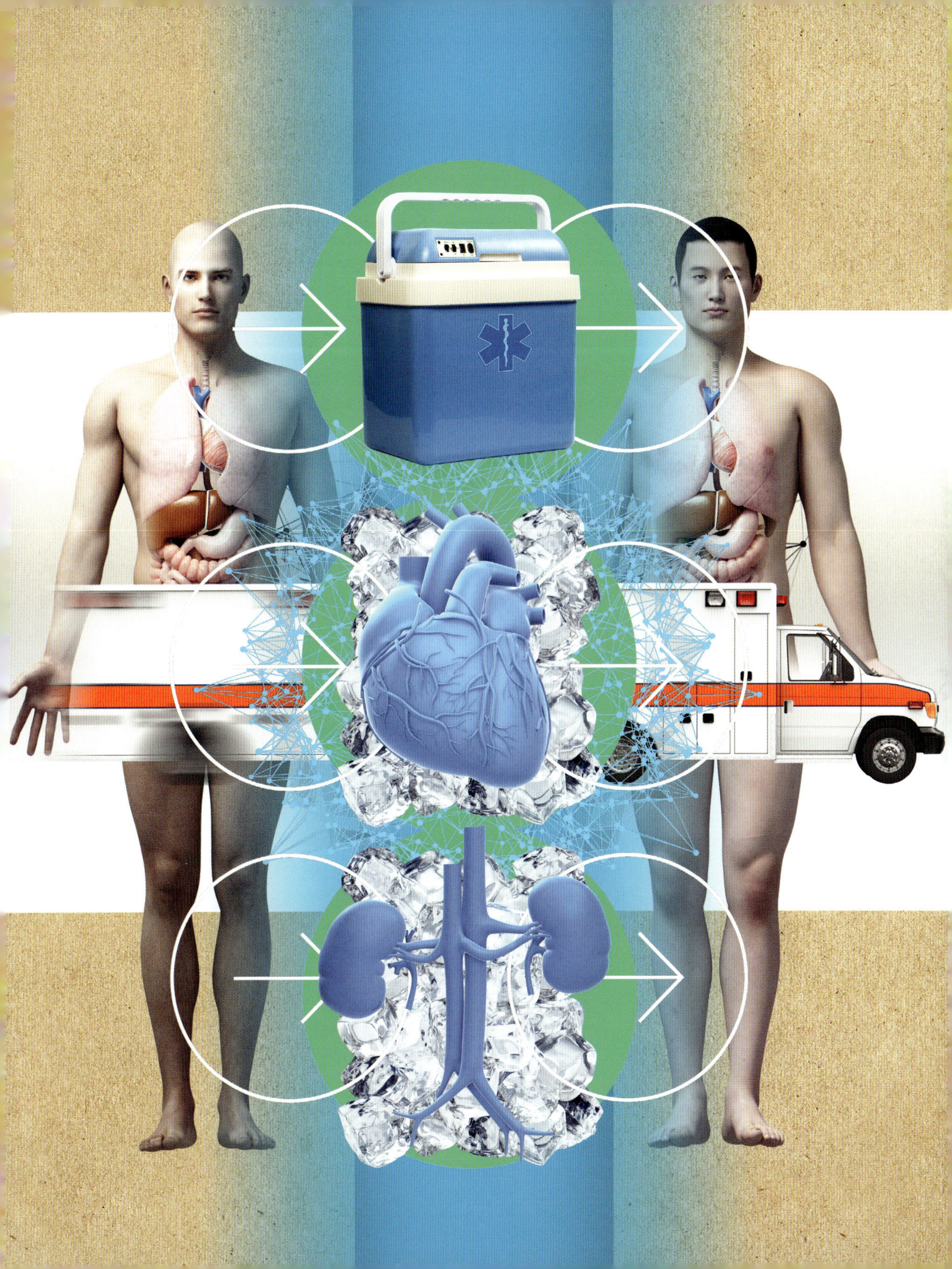

FERTILIZAÇÃO IN VITRO (FIV)

FIV é um tratamento usado para

permitir que pessoas com problemas de fertilidade concebam uma criança. Bebês nascidos por meio de FIV são muitas vezes chamados de "bebês de proveta", porque sua criação se dá dentro de um laboratório, em recipientes de vidro. A retirada dos óvulos é realizada em sala cirúrgica com auxílio do aparelho de ultrassom, normalmente depois de uma série de medicamentos para estimular o ovário a produzir óvulos múltiplos. Estes entram em contato com o esperma em um recipiente de vidro. Os espermatozoides então competem para fertilizar o óvulo. Um só espermatozoide é necessário para tal, e, se for bem-sucedido, forma-se o embrião, que permanece em condições ideais no laboratório por alguns dias. O espaço de tempo depende da qualidade do embrião. Depois, ele é transferido para o útero da mulher (ou para o útero de uma mãe de aluguel) por meio de um pequeno tubo (cateter) inserido na vagina. São ministrados medicamentos (hormônios) para o embrião se implantar no revestimento do útero (endométrio) e se desenvolver. Quando mais de um embrião é implantado, pode haver nascimentos múltiplos. A legislação de alguns países permite que casais do mesmo sexo ou pessoas solteiras usem FIV ou ICSI (Injeção Intracitoplasmática de Espermatozoides) para concepção. Em ambos os casos, pode haver doação de óvulos ou de esperma. O bebê em desenvolvimento pode também ser carregado por uma mãe de aluguel.

PRESCRIÇÃO
FIV é um processo em que o óvulo é fertilizado pelo espermatozoide fora do corpo humano, in vitro ("em vidro").

TRATAMENTO
A FIV convencional expõe o óvulo a múltiplos espermatozoides em um recipiente, mas não contempla a injeção direta de espermatozoides. É muitas vezes confundida com a Injeção Intracitoplasmática de Espermatozoides (ICSI). Ambas envolvem a fertilização fora do corpo, mas, durante a ICSI, um só espermatozoide é injetado na parte do óvulo conhecida como citoplasma. Utiliza-se a ICSI quando o espermatozoide não tem mobilidade ou é malformado.

TEMAS RELACIONADOS
ULTRASSOM
p. 56

CONTRACEPÇÃO
p. 74

DADOS BIOGRÁFICOS
ROBERT EDWARDS
1925-2013
Fisiologista inglês, pioneiro na FIV. Em 2010, recebeu o Prêmio Nobel por seu trabalho

ROBERT WINSTON
1940-
Professor de fertilidade e ginecologista inglês, responsável por muitos avanços na FIV, especificamente escaneamento genético de embriões

LOUISE BROWN
1978-
O primeiro "bebê de proveta" fruto da FIV. Nasceu por cesariana em Oldham, Reino Unido

CITAÇÃO
Gabrielle M. Finn

A FIV pode ajudar casais inférteis ou do mesmo sexo a conceber.

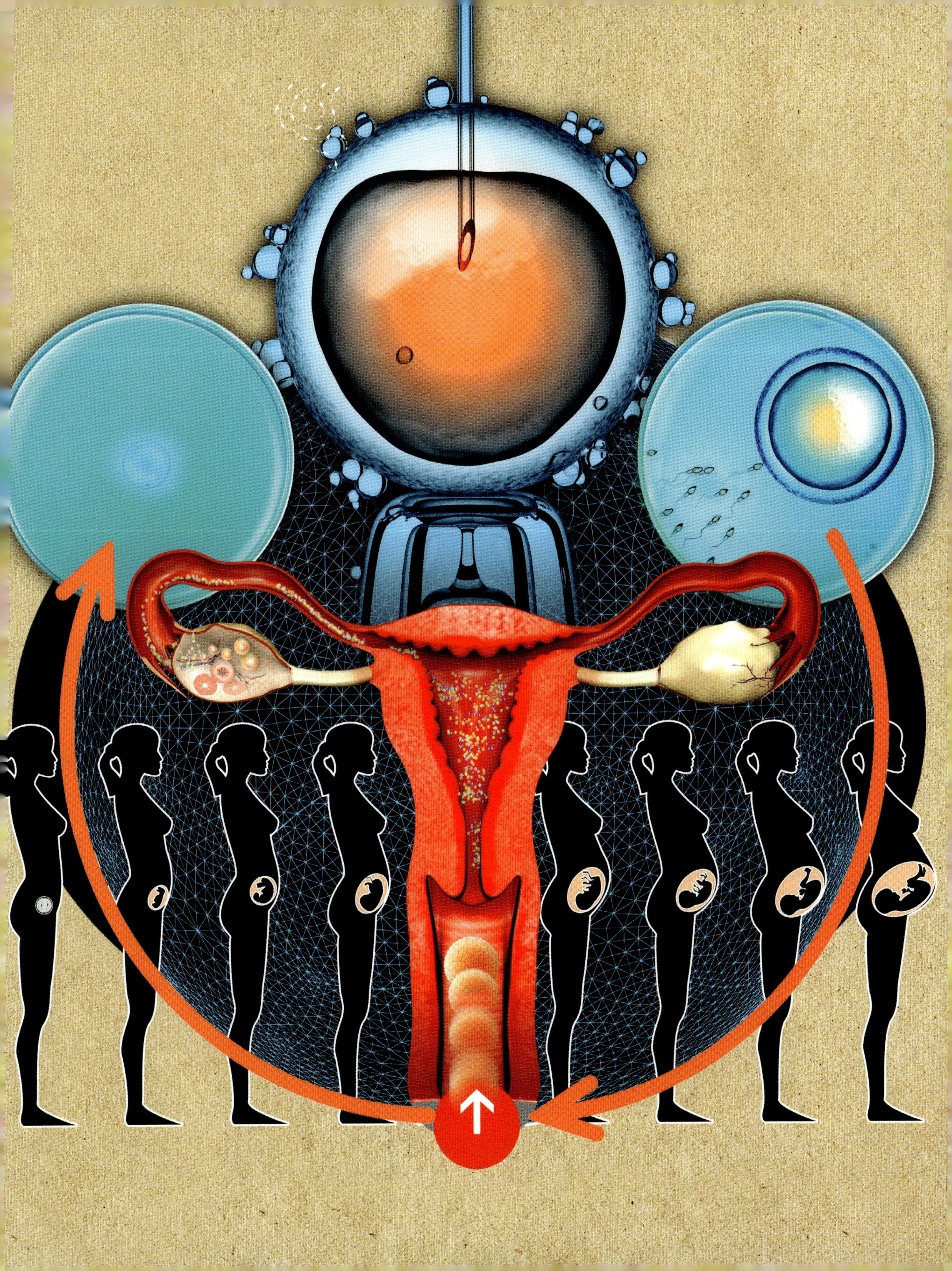

BYPASS E MARCA-PASSO

Muitos procedimentos para tratar problemas cardíacos foram introduzidos em décadas. Um dos mais comuns atualmente é o bypass coronário, procedimento cirúrgico usado para tratar doença coronária. Por ele, remove-se um vaso sanguíneo de algum lugar do corpo do paciente, normalmente a veia safena da perna, que é enxertado para fornecer uma via alternativa para o fluxo sanguíneo, desviando-o dos vasos bloqueados pela doença. A cirurgia dura cerca de seis horas e requer que o osso esterno seja quebrado pelos cirurgiões para dar acesso ao coração. Algumas vezes é necessário mais de um enxerto se forem vários os vasos bloqueados, por exemplo, o triplo bypass cardíaco. Um grande avanço na tecnologia médica foi a invenção do marca-passo implantável. Ele é usado para tratar ritmo cardíaco anormal, ou seja, arritmia. O marca-passo é um pequeno dispositivo colocado no peito do paciente ou, menos comumente, no abdome, para controlar batimentos cardíacos anormais. O marca-passo usa pulsos elétricos para fazer o coração bater em uma frequência regular e segura. Sem ele, um paciente com arritmia pode não ser capaz de levar uma vida ativa normal por causa de fadiga, falta de ar ou vertigem. Arritmias graves podem prejudicar órgãos vitais, causando perda de consciência e até mesmo morte.

PRESCRIÇÃO
No sistema rodoviário, o bypass é a via que fornece uma rota alternativa – em medicina, o bypass contorna vasos bloqueados para melhorar o fluxo de sangue.

TRATAMENTO
O bypass gástrico torna-se cada vez mais comum. Trata-se de fazer um desvio no estômago e deixá-lo menor como forma de enfrentar a obesidade. Uma seção do estômago é grampeada e presa diretamente a uma parte do intestino delgado, desviando a parte maior e principal do estômago. Pacientes submetidos a essa cirurgia ficam incapacitados de comer muito e se sentem satisfeitos mais rapidamente e por mais tempo.

TEMAS RELACIONADOS
TRANSFUSÃO E DOAÇÃO DE SANGUE
p. 82

DOENÇA VASCULAR
p. 98

ANTICOAGULANTES
p. 148

DADOS BIOGRÁFICOS
WILSON GREATBATCH
1919-2011
Inventor e engenheiro americano que desenvolveu o primeiro marca-passo cardíaco implantável

CITAÇÃO
Gabrielle M. Finn

O bypass e o marca-passo implantável revolucionaram o tratamento das doenças cardíacas.

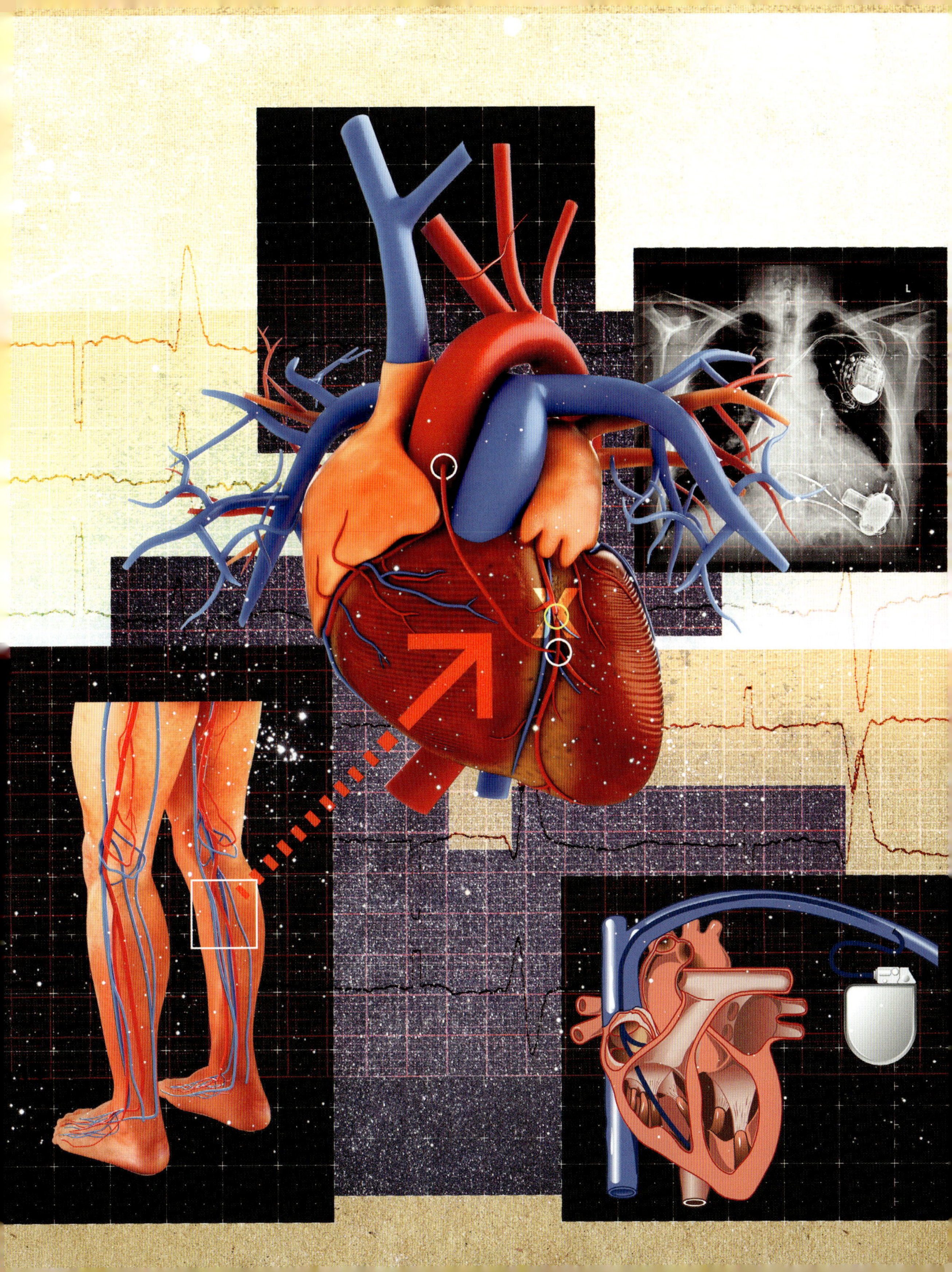

PROJETO GENOMA HUMANO (PGH)

O genoma é o conjunto completo de instruções necessárias para criar cada célula do corpo. O Projeto Genoma Humano durou treze anos e teve como objetivo mapear o genoma humano. Considerado um dos maiores avanços na medicina e na ciência, baseou-se em amostras de DNA de inúmeros voluntários anônimos com diferentes origens. As amostras femininas eram extraídas do sangue; as masculinas, do sêmen. O PGH teve colaboração mundial. O Consórcio Internacional de Sequenciamento do Genoma Humano incluiu instituições dos Estados Unidos, Reino Unido, França, Alemanha, Japão e China, onde se realizou o sequenciamento. Mais de 200 laboratórios foram envolvidos. As vantagens de tal mapeamento são imensas, ao fornecer maior compreensão da evolução humana e de doenças e mutações genéticas. Ele viabiliza testes genéticos melhores, a criação de novos tratamentos de geneterapia e medicamentos personalizados, além de possibilitar a localização exata de genes envolvidos em doenças genéticas como a fibrose cística. Mas o PGH também trouxe implicações éticas. O programa de Implicações Éticas, Legais e Sociais [Elsi: Ethical, Legal and Social Implications] foi estabelecido como parte do projeto. Entre as questões levantadas estão a potencial discriminação genética no trabalho e no seguro de saúde, a integração de teste genético na medicina e o consentimento informado.

PRESCRIÇÃO
O Projeto Genoma Humano mapeou o conjunto completo de moléculas e genes do ácido desoxirribonucleico (DNA) humano.

TRATAMENTO
As moléculas de DNA são compostas por duas cadeias paralelas torcidas e giradas para formar uma estrutura de dupla hélice. Cada cadeia é feita de quatro unidades químicas básicas conhecidas como nucleotídeos: adenina (A), timina (T), guanina (G) e citosina (C). As bases em cadeias opostas na hélice emparelham especificamente – A com T e C com G. O genoma humano contém cerca de 3 bilhões de pares de nucleotídeos. Os genes são segmentos de DNA – cada um codifica para criar uma proteína específica.

TEMAS RELACIONADOS
CÉLULAS-TRONCO E ENGENHARIA DE TECIDOS
p. 60

FIBROSE CÍSTICA (FC)
p. 108

DADOS BIOGRÁFICOS
CHARLES DELISI
1941-
Professor norte-americano da Universidade de Boston, ajudou a iniciar o Projeto Genoma Humano, pelo qual recebeu de Bill Clinton a Medalha Presidencial do Cidadão

CITAÇÃO
Gabrielle M. Finn

O projeto mundial para mapear o genoma humano – a informação genética do corpo – foi uma das maiores conquistas na história da medicina.

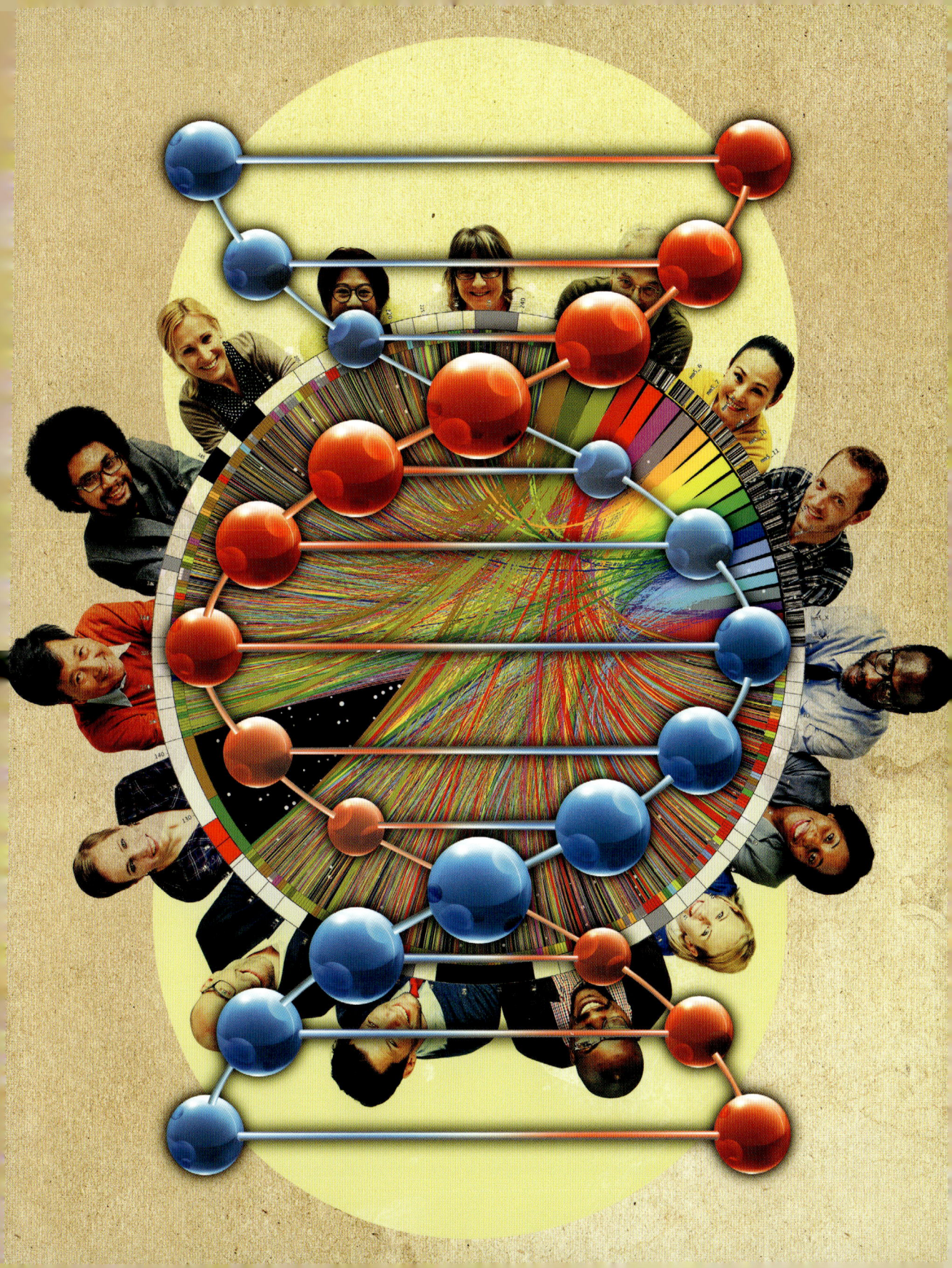

1827
Nasce em Upton, em Essex, Inglaterra

1838
Frequenta a Grove House School, em Tottenham, Londres

1844
Começa a estudar medicina na University College London

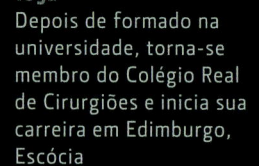

1852
Depois de formado na universidade, torna-se membro do Colégio Real de Cirurgiões e inicia sua carreira em Edimburgo, Escócia

1856
Casa-se com a filha de seu professor

1860
Torna-se professor de cirurgia na Royal Infirmary, em Glasgow, Escócia

1861
Começa a trabalhar na Glasgow Royal Infirmary, na Escócia

1865
Introduz a cirurgia antisséptica (asséptica)

1883
Recebe o título de cavaleiro

1891
Torna-se presidente do Instituto Britânico de Medicina Preventiva

1893
A esposa morre durante raras férias, na Itália, e Lister mergulha em melancolia religiosa e depressão

1896
Aposenta-se de uma longa vida de trabalho e contribuição para a ciência e a medicina

1902
Ajuda a salvar a vida do rei Eduardo VII ao aconselhar métodos cirúrgicos antissépticos para uma apendicectomia (remoção do apêndice), quando ninguém queria assumir a responsabilidade

1912
Morre em seu país natal, em Kent, aos 84 anos

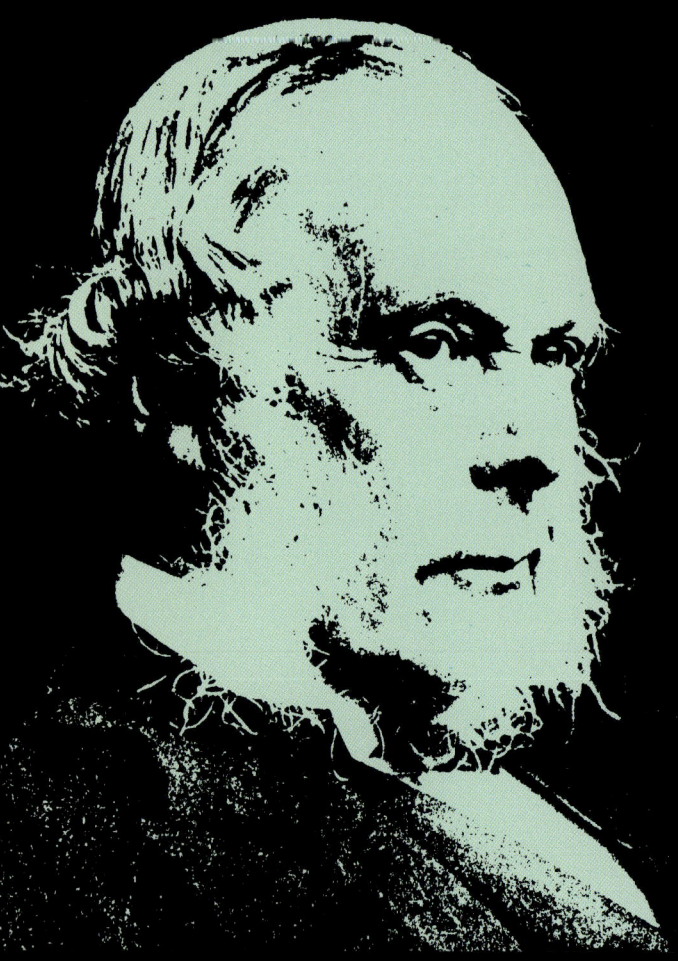

JOSEPH LISTER

Joseph Lister contribuiu para salvar incontáveis vidas. Morte, sujeira e infecções enchiam o ar nas salas de operação e enfermarias antes de suas modificações; as roupas dos cirurgiões eram cobertas de sangue e pus, e as mãos geralmente só eram lavadas após uma operação. Os médicos transitavam entre salas cirúrgicas, enfermarias e salas de autópsia (dissecação depois da morte) sem nenhum cuidado com a limpeza. Lister, um cirurgião inglês humilde e muito religioso, não conseguia aceitar que a sépsis (de feridas infectadas pós-cirúrgicas) fosse apenas algo que acontecia e queria encontrar um meio antisséptico para prevenir as infecções fatais. Leu a teoria do germe do microbiologista Louis Pasteur e achou que ela dava sentido a sua evidência de como a infecção se espalhava. Observara que, se pacientes com ossos quebrados tivessem a pele ao redor perfurada durante o evento causador do ferimento, a taxa de mortalidade por infecção aumentava. Passou a lavar as mãos antes das operações, usar roupas limpas e lavar o equipamento cirúrgico e os ferimentos com ácido carbólico (o primeiro antisséptico largamente usado).

Lister nasceu em Essex e interessou-se por cirurgia desde muito cedo. Seu pai, um abastado comerciante de vinho que também era inventor, garantiu que ele recebesse uma educação formal ampla antes de estudar medicina em Londres. Depois de concluir com sucesso os estudos e se tornar membro do Colégio Real de Cirurgiões, recomendaram-lhe procurar James Syme, professor de Clínica Cirúrgica em Edimburgo. Lister especializou-se sob a orientação de Syme e acabou se casando com a filha dele. Mudou-se em seguida para Glasgow onde se tornou professor de cirurgia.

A teimosia e a incessante experimentação de Lister o levaram a um trabalho inovador sobre antissepsia, controle de infecções e introdução de técnicas cirúrgicas antissépticas. Ele precisou lutar contra a crença corrente de que a infecção pós-cirúrgica surgia magicamente da própria ferida e também com colegas de mente estreita que o ridicularizavam sempre que tinham oportunidade. As mortes por infecção pós-cirúrgica caíram significativamente com seus métodos, e, após um período de forte resistência, suas técnicas antissépticas foram adotadas pelos cirurgiões.

Lister ficou conhecido por muitos títulos ("pai da antissepsia moderna", "pai da medicina moderna", "pai da cirurgia moderna"), e suas contribuições podem ser vistas em hospitais do mundo inteiro. A *Listeria monocytogenes*, bactéria nascida em alimentos, recebeu nome em sua homenagem, assim como a marca de um famoso enxaguante bucal.

Joanna Matthan

DIÁLISE

Os rins são órgãos na cavidade abdominal que têm a função de remover resíduos e excesso de líquido do corpo através da urina. O processo de produção de urina é necessário para manter o equilíbrio dos elementos químicos no organismo. Pacientes com doença renal crônica têm capacidade reduzida de eliminação de resíduos. Sem tratamento, os resíduos e o líquido corporais podem chegar a níveis perigosos, provocando mal-estar e até a morte. A diálise é usada como tratamento para ajudar o organismo a filtrar e eliminar resíduos e líquidos indesejáveis. Há dois tipos principais de diálise – a hemodiálise e a diálise peritonial. A hemodiálise é realizada fora do corpo e prevê um cateter preso a uma agulha no braço do paciente. O sangue passa por um tubo dentro da máquina de diálise externa para a filtragem antes de ser devolvido ao braço por outro cateter. Às vezes é necessária uma cirurgia para alargar os vasos sanguíneos usados pelo cateter. A hemodiálise é feita algumas vezes por semana, normalmente em hospitais. A diálise peritonial pode ocorrer em casa, muitas vezes durante o sono. Usa o peritônio (membrana) do paciente para a troca de líquidos e resíduos do sangue por meio de um tubo permanentemente conectado a uma máquina externa de diálise.

PRESCRIÇÃO
A diálise é um processo de remoção artificial dos resíduos e líquidos indesejáveis do sangue e é usada como tratamento para pacientes cujos rins apresentam mau funcionamento.

TRATAMENTO
Em quadro de cuidados intensivos, o paciente pode passar por hemofiltração. Semelhante à diálise, ela é conduzida por convecção em vez de difusão. O sangue é filtrado de modo similar, com reposição de líquido adicionado ao sangue. A hemofiltração é mais aplicada em casos de lesão renal aguda, sépsis ou falência múltipla dos órgãos.

TEMA RELACIONADO
DOAÇÃO DE ÓRGÃOS E TRANSPLANTE
p. 30

DADOS BIOGRÁFICOS
WILLEM JOHAN KOLFF
1911-2009
Médico holandês pioneiro em hemodiálise e órgãos artificiais, construiu a primeira máquina de diálise em 1943 e tratou pela primeira vez com sucesso um paciente usando hemodiálise em 1945

CITAÇÃO
Gabrielle M. Finn

A diálise reproduz a função de remoção de resíduos normalmente realizada pelos rins.

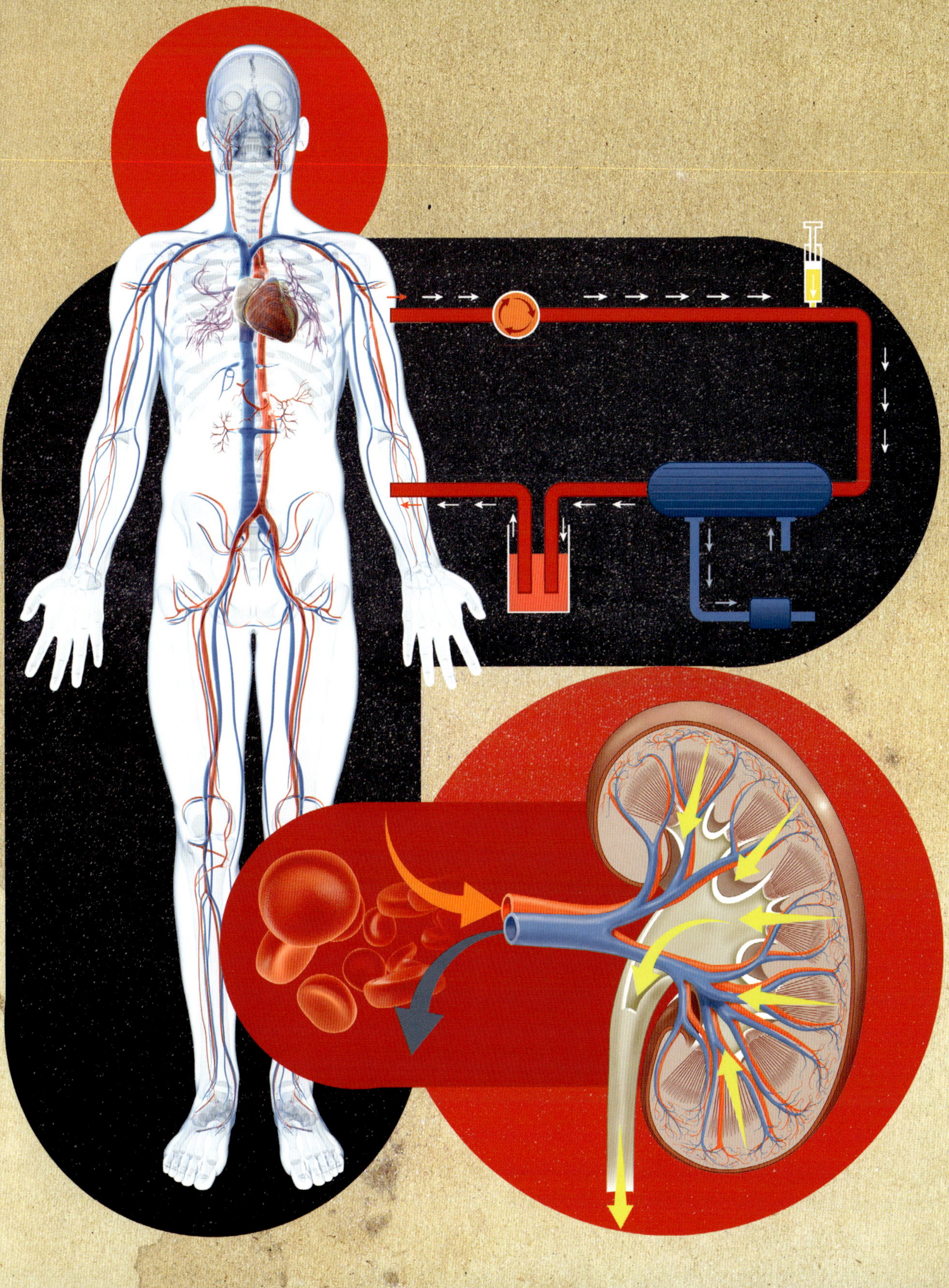

ÓRGÃOS BIÔNICOS

Órgãos biônicos são obras sofisticadas de engenharia que permitem ao receptor recuperar a função de partes do corpo ausentes sem necessidade de compatibilidade do doador. Eles têm substituído inúmeros órgãos, incluindo coração, pâncreas, olhos e orelhas. Os primeiros corações biônicos foram projetados no fim dos anos 1940, mas apresentavam problemas que os tornavam mais arriscados do que o transplante de órgãos doados. Cientistas têm trabalhado para conseguir materiais bioprotéticos sofisticados que enganem o sistema imunológico humano e o façam acreditar que o coração biônico é parte natural e original do corpo – a evolução contínua desses materiais pode pavimentar o caminho para grandes avanços. Um desses avanços é a orelha biônica (ou implante coclear), projetada para produzir sensações de audição pela estimulação elétrica de nervos dentro da orelha. Ela é feita de várias partes que convertem os sons em códigos digitais. Estes então são convertidos em impulsos elétricos e enviados ao longo de eletrodos posicionados na orelha interna (cóclea). Os eletrodos implantados estimulam o nervo da cóclea, que envia os impulsos ao cérebro, onde são interpretados como som. Os cientistas também tiveram sucesso na criação em laboratório de miniaturas de rins humanos funcionais usando células-tronco da pele – espera-se que isso leve a rins humanos viáveis para transplante.

PRESCRIÇÃO
Órgãos biônicos são órgãos artificiais feitos pelo homem e implantados no paciente para substituir órgãos naturais que não funcionam.

TRATAMENTO
Estão sendo pesquisados modos de desenvolver órgãos humanos em animais hospedeiros. Entre as técnicas em teste estão o implante de células-tronco humanas em embriões de animais ou o transplante de órgãos de fetos humanos abortados em animais hospedeiros, a fim de que atinjam um tamanho maior e sejam transplantados.

TEMAS RELACIONADOS
DOAÇÃO DE ÓRGÃOS E TRANSPLANTE
p. 30

MEMBROS ARTIFICIAIS
p. 62

IMPRESSÃO 3-D E BIOIMPRESSÃO
p. 64

DADOS BIOGRÁFICOS
GRAEME CLARK
1935-
Médico australiano criador da orelha biônica, cirurgião especialista em orelha, nariz e garganta

STELIOS ARCADIOU
1946-
Artista performático cipriota-australiano conhecido como Stelarc que desenvolveu uma terceira orelha no antebraço

CITAÇÃO
Gabrielle M. Finn

Órgãos biônicos podem substituir o transplante de órgãos humanos doados. Conforme são feitos progressos em materiais e tecnologias, seu uso se torna mais difundido.

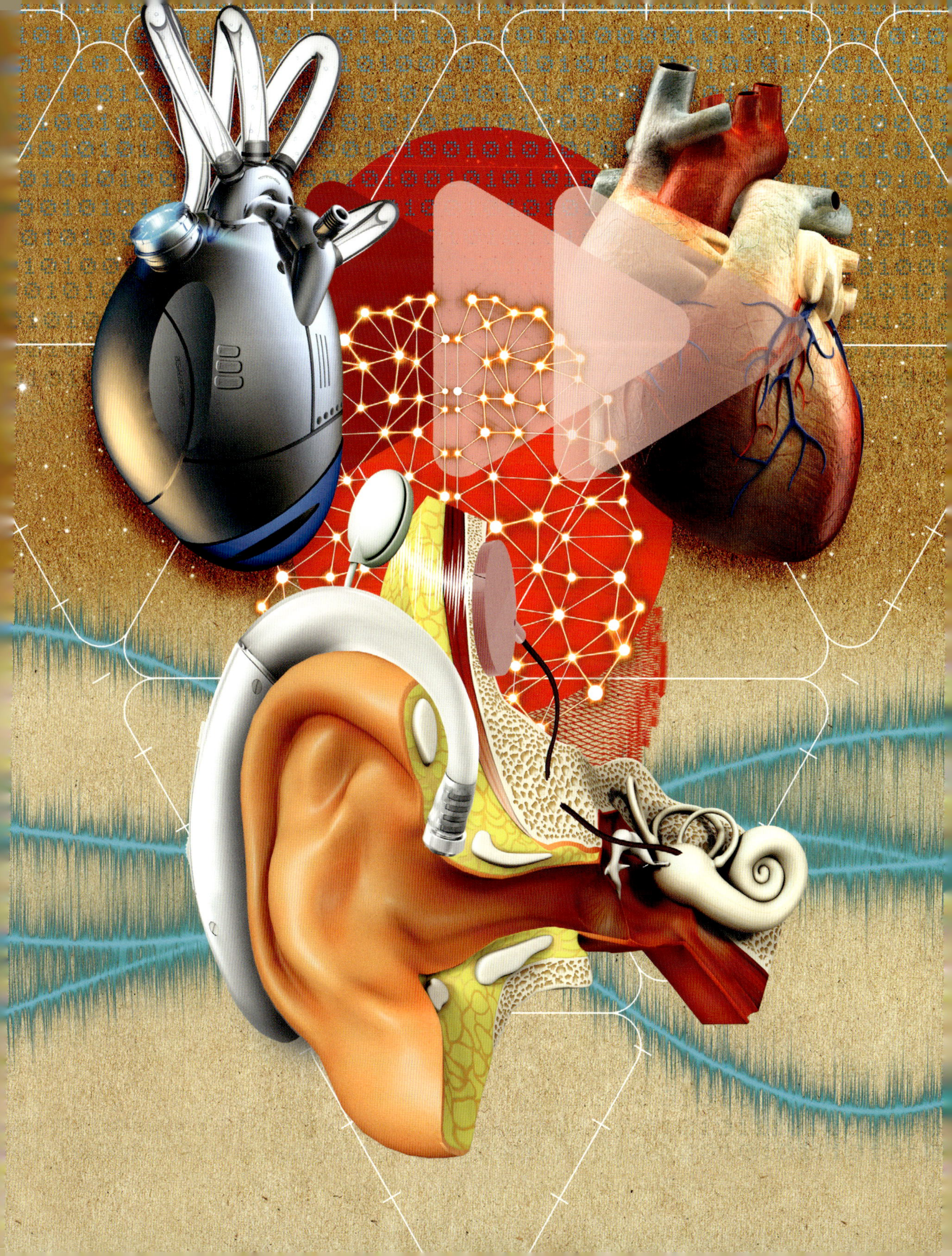

CIRURGIA MINIMAMENTE INVASIVA

A cirurgia minimamente invasiva torna-se cada vez mais comum por envolver incisões menores, causar menos dor e em geral significar uma recuperação mais rápida. A cirurgia tradicional utiliza uma ou duas grandes incisões para permitir o acesso à parte que está sendo operada. Nos procedimentos minimamente invasivos, entretanto, os cirurgiões fazem várias incisões minúsculas na pele. Um endoscópio (instrumento fino com uma câmera em miniatura acoplada) é passado por uma das incisões. As imagens do endoscópio projetadas em monitores na sala de operação permitem visualizar e ampliar o que está subjacente conforme a necessidade. Instrumentos especialmente projetados são usados por meio de outras aberturas. Em casos raros, o paciente pode ter a cirurgia transformada em tradicional durante o processo se o médico precisar de acesso adicional ou se houver complicações. Órgãos como vesícula, rins e partes do fígado podem ser removidos por meio de procedimentos minimamente invasivos; eles demandam mais tempo que o método convencional, mas os prós superam os contras. Entre os que melhoraram recentemente com o uso de tecnologia robótica estão a histerectomia (remoção do útero) e a substituição de válvula cardíaca.

PRESCRIÇÃO
A cirurgia minimamente invasiva é realizada através de minúsculas incisões, permitindo uma recuperação mais rápida e menos desconforto do que com a cirurgia convencional.

TRATAMENTO
A cirurgia robótica, ou cirurgia assistida por robô, potencializa a cirurgia minimamente invasiva. Os cirurgiões usam braços robóticos para manipular instrumentos em vez de controlá-los manualmente. Os sistemas robótico e computadorizado têm visão 3-D ampliada de alta definição, e os instrumentos podem curvar-se e girar com muito maior amplitude do que a mão humana. Assim, os médicos conseguem operar com melhor visão, precisão e controle.

TEMAS RELACIONADOS
ÓRGÃOS BIÔNICOS
p. 42

MEMBROS ARTIFICIAIS
p. 62

DADOS BIOGRÁFICOS
HANS CHRISTIAN JACOBAEUS
1879-1937
Médico sueco, pioneiro da laparoscopia e da toracoscopia, além de defensor do treinamento endoscópico para os profissionais de medicina

CITAÇÃO
Gabrielle M. Finn

Os avanços nas técnicas cirúrgicas minimamente invasivas e o crescente uso da robótica têm sido muito benéficos para os pacientes.

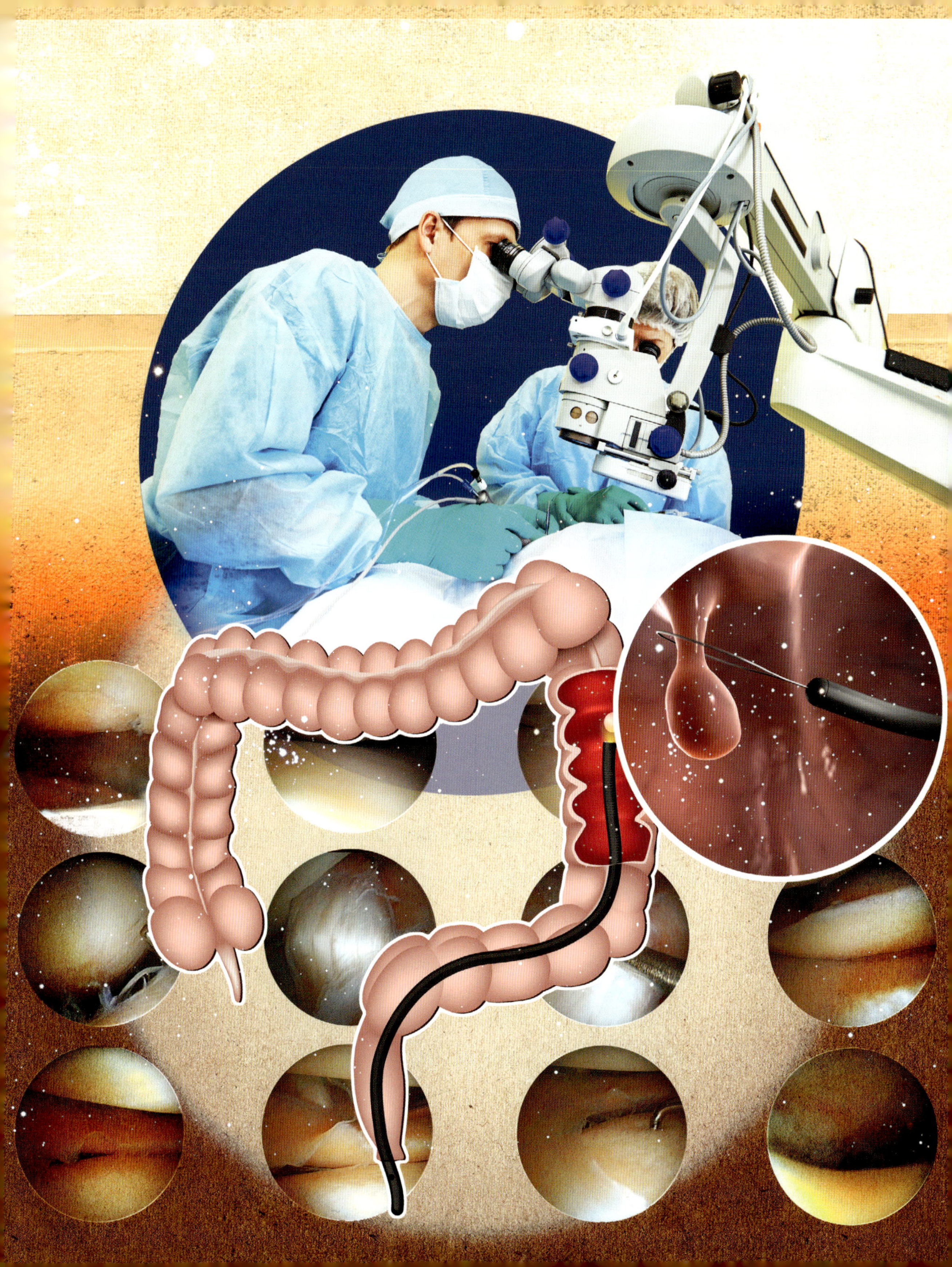

****IMAGIOLOGIA E TECNOLOGIA****

IMAGIOLOGIA E TECNOLOGIA
GLOSSÁRIO

blastócito Embrião cerca de cinco ou seis dias após a fertilização.

campo elétrico Área próxima a qualquer objeto eletricamente carregado. Conhecido também como campo eletrostático.

campo magnético Região em volta de material magnético ou de carga elétrica em movimento dentro da qual a força do magnetismo age.

cristal piezoelétrico Tipo de cristal que produz uma diferença de potencial entre suas faces opostas quando submetido a estresse mecânico. O quartzo é um exemplo de cristal piezoelétrico.

efeito piezoelétrico Produção de eletricidade ou carga elétrica pela aplicação de estresse mecânico a certos tipos de cristal.

enxerto Procedimento que envolve retirar pele, osso ou outro tecido saudável de uma parte do corpo para substituir tecido doente ou lesionado de outra parte. Os enxertos de pele são um exemplo comum, usados frequentemente para tratar queimaduras.

inervação muscular Suprimento nervoso do músculo. A inervação de um músculo por um nervo promove o movimento muscular.

luz ultravioleta (UV) Forma de radiação não visível ao olho humano. É uma parte invisível do espectro eletromagnético.

membro-fantasma Sensação comum experimentada por pessoas amputadas de que o membro ausente ainda existe. A sensação é frequentemente percebida como dor ou movimento do membro.

obstetrícia Ramo da medicina e da cirurgia relacionado com a gravidez, o parto e a assistência ao parto.

onda de rádio Onda eletromagnética que tem comprimento entre 1 milímetro e 30 mil metros, ou a frequência entre 10 quilo-hertz e 300 mil mega-hertz. Usada para comunicação a longa distância.

onda sonora Padrão de interferência causado pelo movimento de energia viajando através de um meio, como ar, líquido ou qualquer matéria sólida, à medida que ela se espalha partindo da fonte do som.

próteses mioelétricas Membros artificiais externos que são controlados com sinais elétricos gerados pelos próprios músculos do usuário.

radiação eletromagnética (RE) Energia que está presente em todos os lugares. Assume diferentes formas, como ondas de rádio, micro-ondas, raios X e raios gama. A luz visível é também um tipo de radiação eletromagnética.

radiação ionizante Radiação que, durante uma interação com o átomo, consegue remover elétrons fortemente ligados à órbita dele, deixando-o carregado ou ionizado. Esse tipo de radiação inclui os raios X e raios gama.

radiodensidade Incapacidade da radiação eletromagnética, particularmente raios X, de passar através de determinados materiais.

radiografia em placa plana Técnica de imagiologia usada quando o paciente está deitado. O exemplo mais comum é o de raios X abdominais.

regeneração de tecido Processo de renovação e crescimento de tecidos.

tecido mole Termo que se refere aos seguintes tecidos do corpo: tendões, ligamentos, fáscias, pele, tecidos fibrosos, gordura, membranas sinuviais (tecido conjuntivo), músculos, nervos e vasos sanguíneos.

RAIOS X

Em 1895, Wilhelm Röntgen

produziu e detectou uma forma anteriormente desconhecida de radiação eletromagnética hoje conhecida como raio X. Ele observou que, quando passavam através de uma estrutura, os raios X eram atenuados (tinham a intensidade reduzida) em vários graus, segundo a densidade do objeto, e criavam sombras em pedaços de filme. A descoberta dos raios X e sua capacidade de penetração foi uma grande revolução no campo da medicina; pela primeira vez, o interior do corpo ficava visível sem uma cirurgia invasiva. Uma imagem de raios X, ou radiografia, é produzida pela colocação do paciente em frente a um filme fotográfico ou detector digital e a exposição da área de interesse a um curto pulso de raios X. Partes densas do corpo, como ossos, não deixam os raios X chegarem ao detector e, por isso, aparecem bem brancas na imagem; estruturas moles, como pulmões, permitem que maior quantidade de raios atravesse, parecendo, assim, mais escuras. Logo após sua descoberta, os raios X passaram a ser usados para diagnóstico e tratamento de pacientes. Mostram-se particularmente úteis no exame de ossos e articulações, deixando visíveis as fraturas, mas também servem para detectar condições associadas a tecidos moles, como câncer de mama e problemas cardíacos.

PRESCRIÇÃO
Raios X são uma forma de radiação eletromagnética que passa através do corpo, o que os torna ideais para a observação de estruturas internas.

TRATAMENTO
Os raios X não podem ser vistos a olho nu, nem mesmo sentidos, mas têm energia para romper ligações moleculares e danificar células vivas. Por sua capacidade ionizante, podem ser prejudiciais em exposições frequentes, por isso medidas especiais são necessárias para proteger os pacientes e a equipe médica. Sua habilidade para danificar células explica sua utilização para matar células cancerígenas em tratamentos de câncer com radioterapia.

TEMAS RELACIONADOS
TOMOGRAFIA COMPUTADORIZADA (TC)
p. 52

RADIOTERAPEUTA
p. 122

DADOS BIOGRÁFICOS
WILHELM RÖNTGEN
1845-1923
Físico alemão que descobriu os raios X. Recebeu o primeiro Prêmio Nobel de Física em 1901

JOHN MACINTYRE
1857-1928
Médico escocês que, em 1896, apenas um ano após a descoberta dos raios X, instalou o primeiro departamento de radiologia do mundo na Glasgow Royal Infirmary

CITAÇÃO
Laura Fitton

A descoberta dos raios X por Röntgen revolucionou os diagnósticos e tratamentos médicos. Além de usados para imagiologia, são também empregados em alguns tratamentos de câncer.

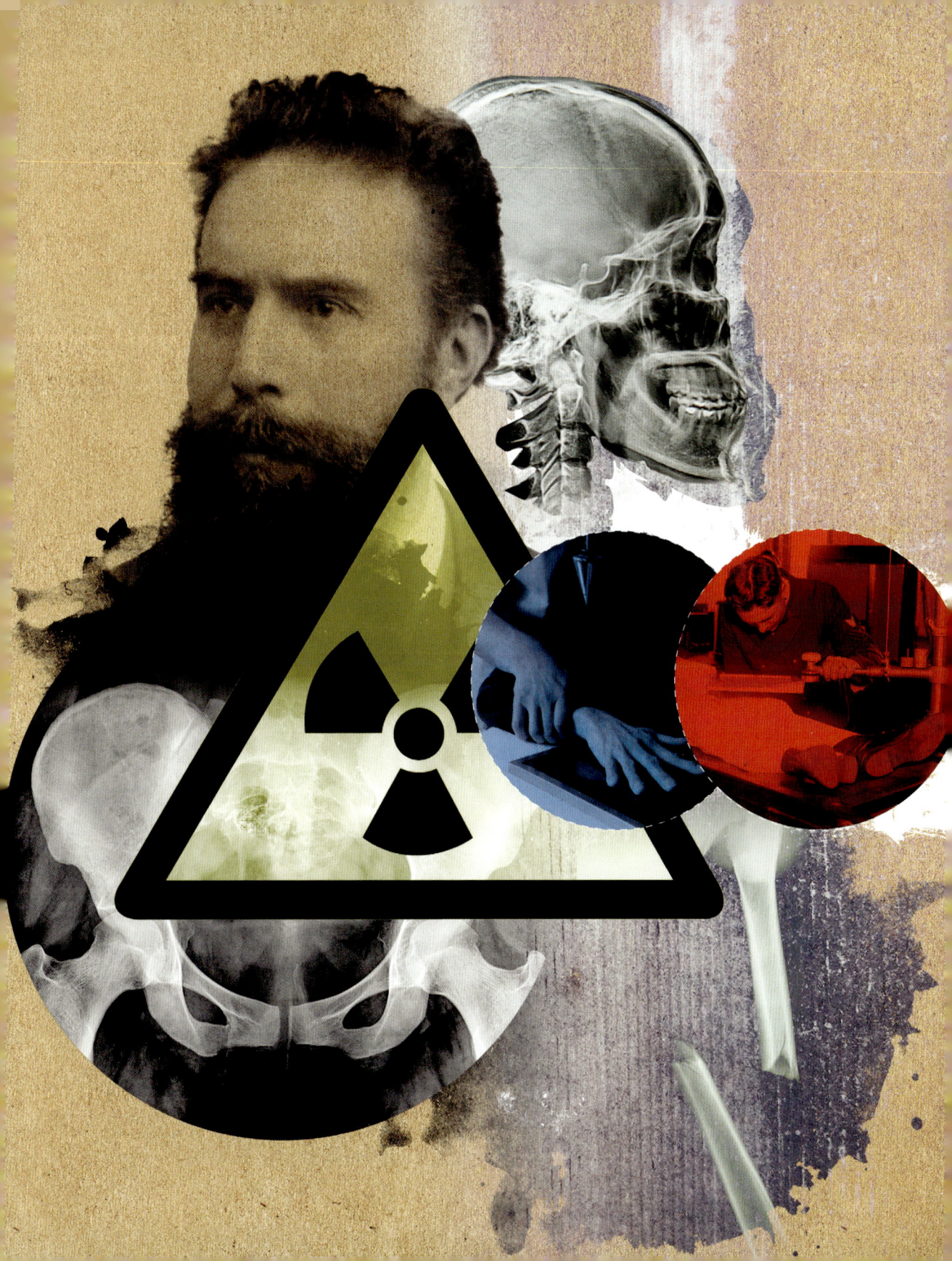

TOMOGRAFIA COMPUTADORIZADA (TC)

PRESCRIÇÃO
A TC usa um computador e raios X para criar uma imagem 3-D, permitindo a visualização de estruturas internas e o diagnóstico de inúmeros problemas.

TRATAMENTO
Muitas vezes pode ser dada uma tintura especial (contraste) ao paciente, para beber, como enema ou injetada na corrente sanguínea, a fim de melhorar a qualidade e o contraste das imagens. Embora a TC seja indolor, a radiação ionizante produzida pelos raios X apresenta um risco de exposição à radiação moderado a alto. Esse risco será mínimo na maior parte das vezes se comparado às vantagens da técnica de diagnóstico por imagem.

A tomografia computadorizada foi introduzida na prática médica em 1971. Também chamada de tomografia axial computadorizada (TAC), ela permite que seja tirada uma série de imagens transversais (tomográficas), como fatias virtuais, através de uma estrutura ou parte do corpo. A maioria dos aparelhos de TC usa raios X, mas, diferentemente da radiografia plana convencional, são produzidas pilhas de imagens em 3-D. Um escâner médico usa um tubo e sensor de raios X rotatório. O paciente é colocado no escâner, e um estreito feixe de raios X é apontado para ele. Diferentes estruturas atenuam os raios X em extensões variadas, e imagens 2-D chamadas tomogramas são colhidas. Um computador processa então a série de imagens. Ao selecionar um limite para a radiodensidade, um modelo 3-D também pode ser executado. Comparados à tradicional radiografia (raios X), os escâneres TC têm alta resolução de contraste, permitindo que tecidos com pouca diferença de densidade sejam distinguidos, além de acurada identificação espacial da estrutura investigada. Assim, a TC pode ser usada para o diagnóstico de ossos quebrados, particularmente fraturas complexas, lesões em órgãos internos, derrames e câncer. Pode também monitorar esses problemas e ajudar o profissional de saúde durante um procedimento.

TEMAS RELACIONADOS
RAIOS X
p. 50

IMPRESSÃO 3-D E BIOIMPRESSÃO
p. 64

RADIOTERAPEUTA
p. 122

DADOS BIOGRÁFICOS
GODFREY HOUNSFIELD
1919-2004
Engenheiro elétrico inglês, inventou o primeiro aparelho de TC comercialmente viável

ALLAN MACLEOD CORMACK
1924-1998
Físico sul-africano, ganhou, ao lado de Hounsfield, o Nobel de Medicina em 1979 por seu trabalho na teoria do escaneamento por TC

CITAÇÃO
Laura Fitton

A TC tira uma série de imagens transversais para criar uma imagem 3-D. A tomografia tem maior resolução de contraste do que a radiografia tradicional.

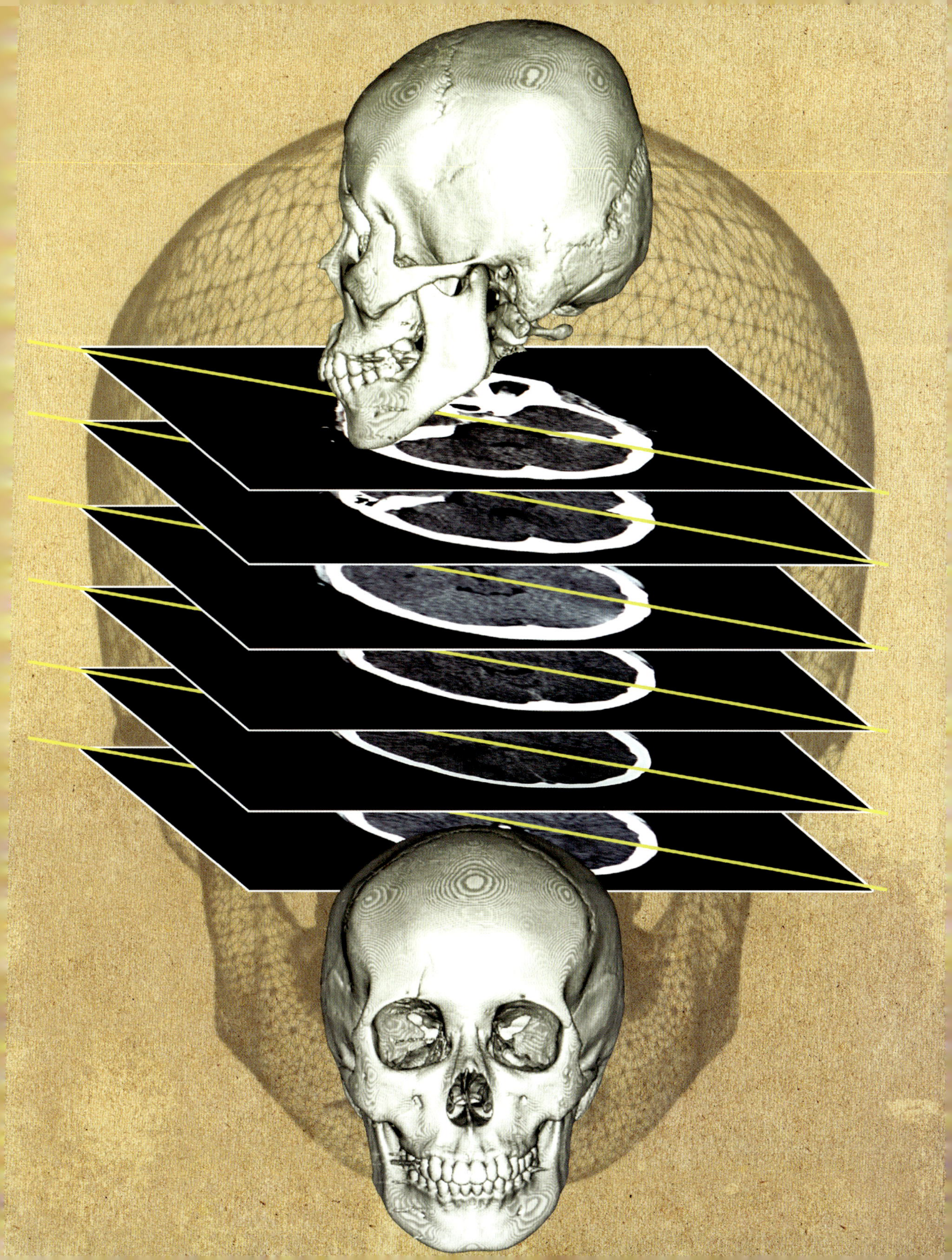

RESSONÂNCIA MAGNÉTICA (RM)

A ressonância magnética (RM) usa fortes campos magnéticos e ondas de rádio para criar imagens internas do corpo. Revela-se particularmente útil para visualizar tecido mole, incluindo imagens cerebrais e cardiovasculares e de órgãos internos como próstata, útero e fígado, com fins de diagnóstico. Procedimentos especiais como a RM funcional (fMRI, do inglês Functional Magnetic Ressonance Imaging) permitem que a atividade cerebral seja medida. O aparelho de RM é um grande tubo cercado por um magneto supercondutor, que pode criar na região um campo magnético de 0,5-2,0 tesla, muito superior ao campo magnético da Terra. Átomos de hidrogênio (prótons) são muito sensíveis a mudanças no campo magnético, e, como o corpo humano é constituído em sua maior parte de água (átomos de hidrogênio e oxigênio), quando o paciente deita no aparelho, todos os prótons do corpo alinham-se na mesma direção. Curtos impulsos de ondas de rádio (pulsos de radiofrequência) são dirigidos então para a região visada. Os pulsos excitam os átomos, rompem seu alinhamento e, quando desligados, ocasionam o realinhamento dos prótons. Isso envia sinais que são detectados por uma bobina receptora. Os prótons comportam-se de modo diferente dependendo do material em que se encontram (por exemplo, gordura *versus* músculo) e realinham-se em diferentes velocidades. Esses sinais são então convertidos em pixels na tela do computador e produzem uma imagem detalhada da estrutura.

PRESCRIÇÃO
Durante a RM, são excitados os prótons (átomos de hidrogênio) em tecidos contendo moléculas de água, criando um sinal que, processado, forma uma imagem interna do corpo.

TRATAMENTO
A primeira RM do corpo humano foi realizada em 1977 e, desde então, tornou-se um poderoso e confiável método de diagnóstico. Diferentemente da TC, a RM não expõe o paciente à radiação ionizante, sendo com frequência recomendada em vez da TC quando as duas abordagens forneceriam a mesma informação diagnóstica. Embora segura e indolor, é claustrofóbica e não adequada a pessoas com implantes como marca-passos por causa do forte campo magnético.

TEMAS RELACIONADOS
RAIOS X
p. 50

TOMOGRAFIA COMPUTADORIZADA (TC)
p. 52

DADOS BIOGRÁFICOS
NIKOLA TESLA
1856-1943
Engenheiro e físico sérvio-americano que descobriu o campo magnético rotativo

PETER MANSFIELD
1933-
Físico inglês a quem se atribui a introdução do formalismo matemático para permitir que sinais de radiofrequência fossem interpretados como imagem útil

CITAÇÃO
Laura Fitton

Poderosa e confiável ferramenta de diagnóstico, a RM usa campos magnéticos e ondas de rádio para criar imagens. A RM especializada pode ser empregada para medir a atividade cerebral.

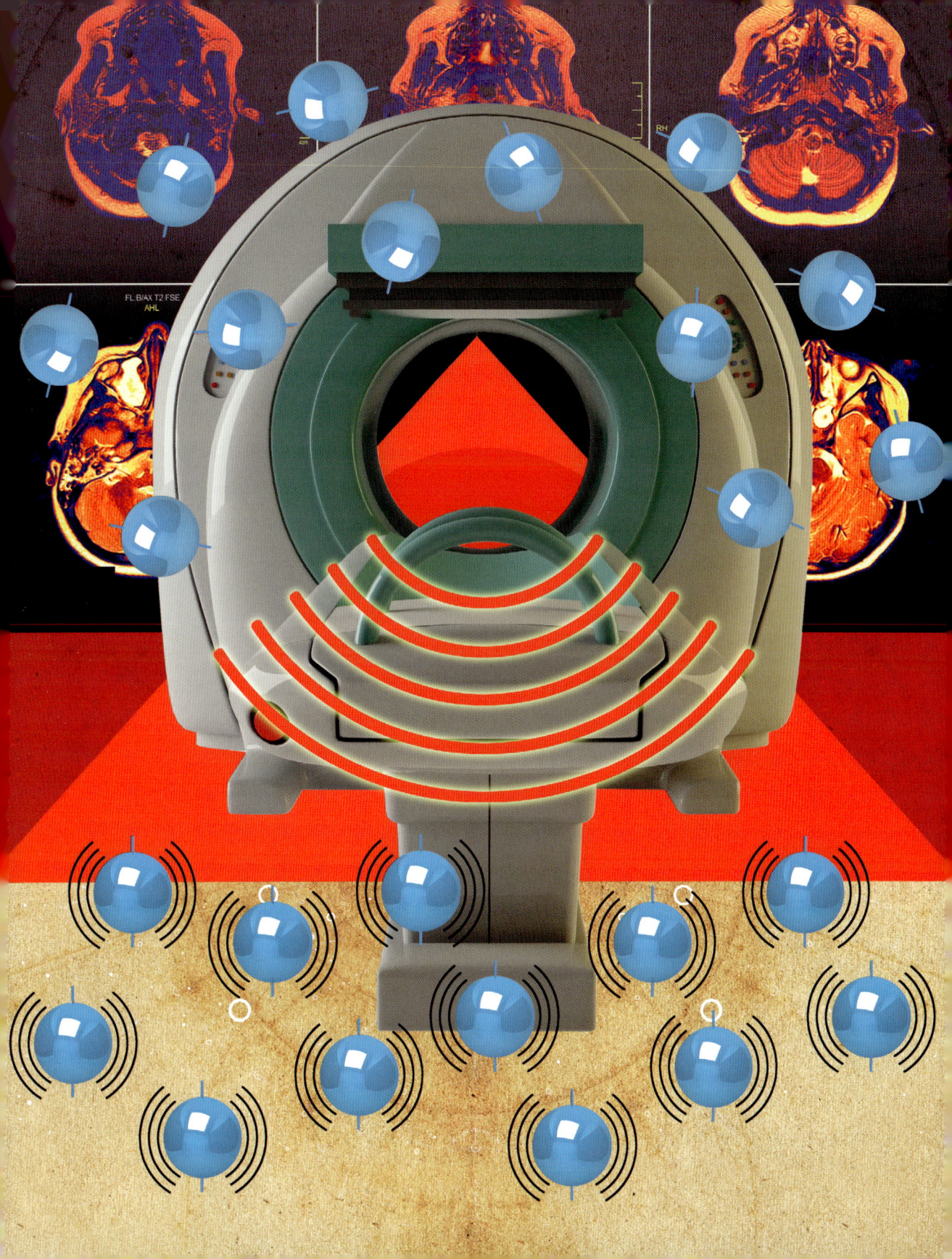

ULTRASSOM

Ultrassom médico (também conhecido como ultrassonografia) é uma modalidade de imagiologia que usa ultrassom (frequências sonoras maiores que 20 mil hertz, mais altas do que as audíveis pelos humanos) para criar uma imagem do interior do corpo. Uma pequena sonda, o transdutor, contendo cristais piezoelétricos, é colocada em contato com o corpo. Quando o campo elétrico é aplicado, os cristais emitem ondas de som de alta frequência que são refletidas (ecoadas) em estruturas. Uma imagem digital móvel, em tempo real, é produzida com a localização e intensidade de cada pixel dependendo de quanto tempo leva para o eco ser recebido depois da transição inicial e da força do eco. Ondas sonoras de frequência mais alta são menos penetrantes e por isso usadas para estruturas superficiais do corpo; ondas sonoras de baixa frequência aplicam-se para estruturas profundas. O ultrassom é uma ferramenta de diagnóstico para examinar diferentes sistemas do corpo, incluindo órgãos internos, vasos sanguíneos, músculos e tendões. Uma prática muito comum é o ultrassom obstétrico, que produz imagens do feto dentro do útero. Pode também servir para medir a velocidade do fluxo sanguíneo. Graças a seus efeitos de aquecimento e rompimento, o ultrassom tem efeitos terapêuticos, caso da quebra de estruturas como cálculos renais.

PRESCRIÇÃO
O ultrassom produz imagens em tempo real das estruturas internas usando ondas sonoras de alta frequência.

TRATAMENTO
Embora se tenha percebido o potencial do ultrassom para diagnósticos no fim dos anos 1950, apenas nos anos 1970 ele passou a ser comercialmente usado em hospitais. Em geral considerado um procedimento de baixo risco, produz "imagens ao vivo" e é muito portátil. Entretanto, há limitação na qualidade das imagens devido à dificuldade das ondas sonoras de penetrarem ossos, estruturas profundas e gordura subcutânea sem serem atenuadas.

TEMAS RELACIONADOS
RAIOS X
p. 50

TOMOGRAFIA COMPUTADORIZADA (TC)
p. 52

RESSONÂNCIA MAGNÉTICA (RM)
p. 54

DADOS BIOGRÁFICOS
PIERRE CURIE
1859-1906
Físico francês que demonstrou o efeito piezoelétrico

IAN DONALD
1910-1987
Médico escocês pioneiro no uso do ultrassom diagnóstico, especialmente para medir o desenvolvimento fetal

CITAÇÃO
Laura Fitton

O trabalho de Pierre Curie sobre o efeito piezoelétrico levou ao desenvolvimento do ultrassom, que é particularmente útil para monitorar o desenvolvimento fetal.

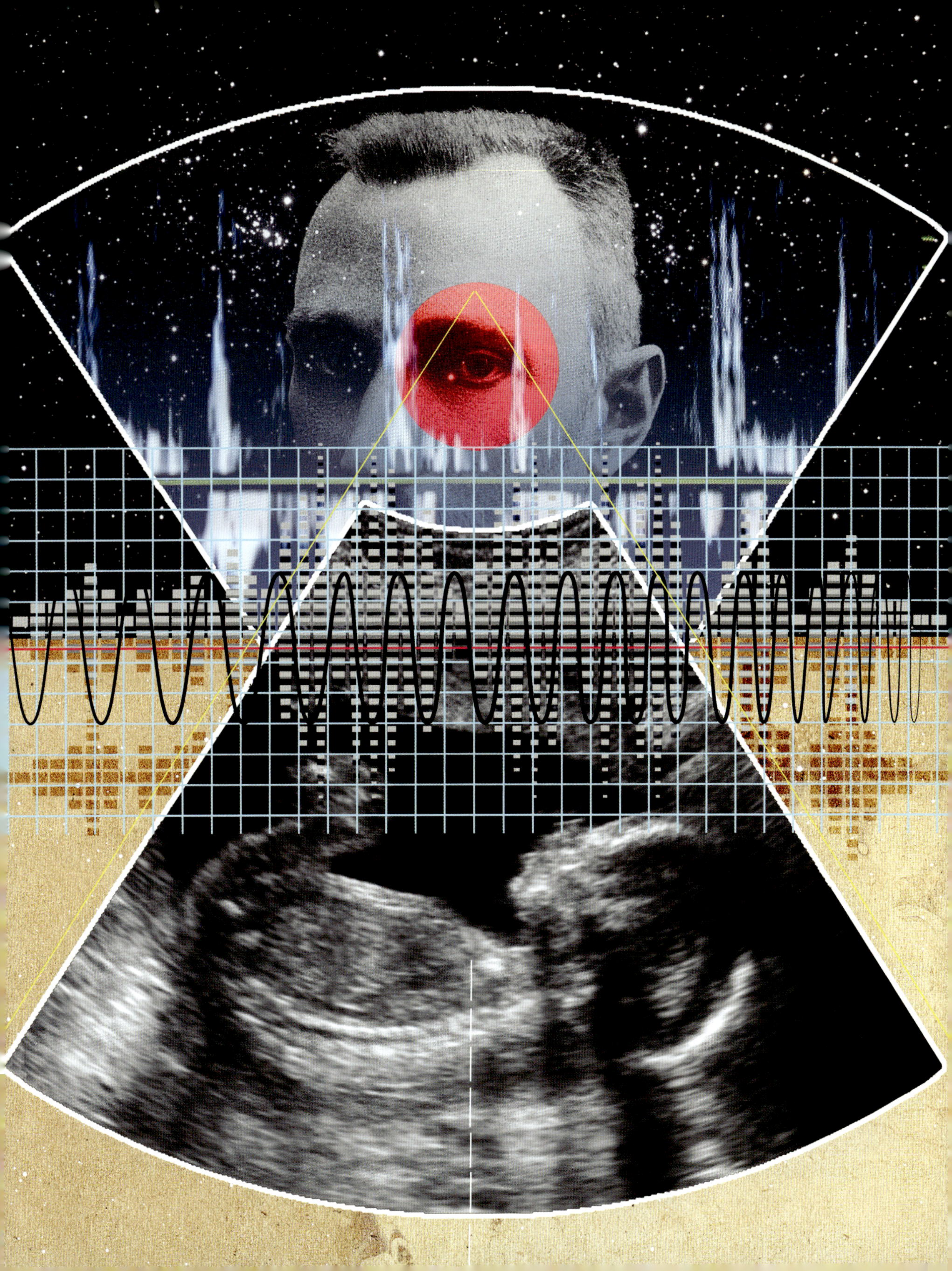

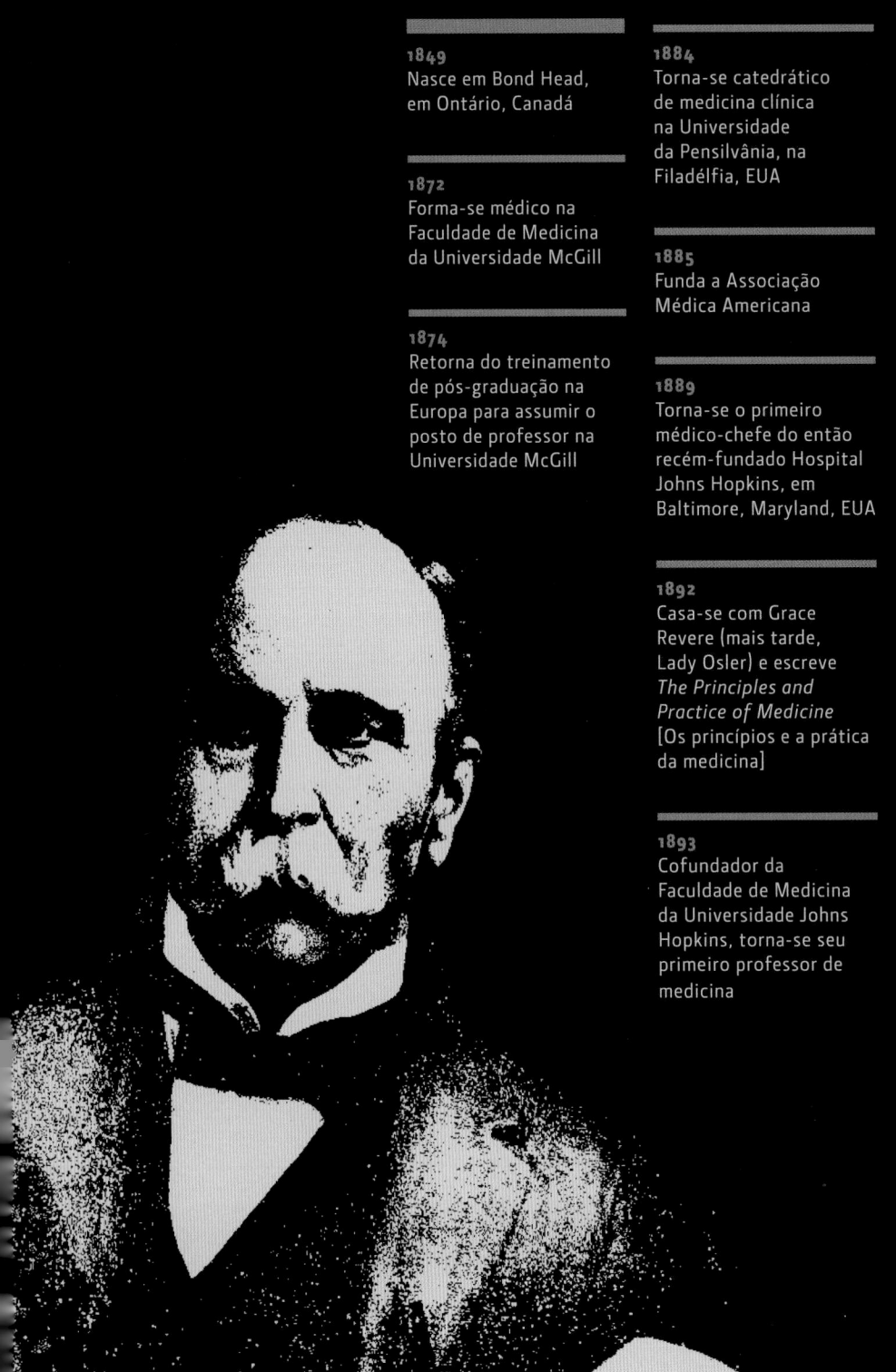

1849
Nasce em Bond Head, em Ontário, Canadá

1872
Forma-se médico na Faculdade de Medicina da Universidade McGill

1874
Retorna do treinamento de pós-graduação na Europa para assumir o posto de professor na Universidade McGill

1884
Torna-se catedrático de medicina clínica na Universidade da Pensilvânia, na Filadélfia, EUA

1885
Funda a Associação Médica Americana

1889
Torna-se o primeiro médico-chefe do então recém-fundado Hospital Johns Hopkins, em Baltimore, Maryland, EUA

1892
Casa-se com Grace Revere (mais tarde, Lady Osler) e escreve *The Principles and Practice of Medicine* [Os princípios e a prática da medicina]

1893
Cofundador da Faculdade de Medicina da Universidade Johns Hopkins, torna-se seu primeiro professor de medicina

1905
Escolhido Catedrático Régio de Medicina na Universidade de Oxford

1905
Faz um discurso notável e controverso sobre a velhice, "O Período Fixo"

1911
Funda a Associação Médica de Pós-Graduação

1911
Homenageado com um baronato na Coronation Honours List por inúmeras contribuições relevantes no campo da medicina

1917
Seu segundo filho (e único que estava vivo) morre em combate na Primeira Guerra Mundial com 21 anos de idade. Osler fica arrasado e angustiado pela perda

1919
Morre em 29 de dezembro durante a epidemia de gripe espanhola

WILLIAM OSLER

Sir William Osler transformou o modo como a medicina era ensinada ao levar os estudantes à cabeceira dos pacientes em vez de lhes dar palestras nos anfiteatros. Nos hospitais-escola, as rondas conduzidas por um médico experiente acompanhado de estudantes de medicina ou estagiários tornaram-se norma como resultado de sua visão. A educação médica foi transformada pela ênfase na experiência clínica no tratamento de pacientes.

Osler era um homem de interesses variados: adorava livros – tinha paixão pela história da medicina e possuía uma coleção de livros históricos –, escreveu muito e era um brincalhão incorrigível. No início da carreira, identificou um componente do sangue já observado antes mas não completamente compreendido e demonstrou ser um tipo de corpúsculo sanguíneo (mais tarde chamado de plaqueta).

Nascido em Bond Head, no Canadá, de pais profundamente religiosos, ele pensou a princípio em se dedicar ao ministério, mas optou pela carreira médica, começando seu treinamento em um instituto privado e passando depois para a Universidade McGill, onde se formou em 1872. No lance seguinte de sua carreira, aceitou a posição de professor de medicina em uma instituição nova nos Estados Unidos – a Faculdade de Medicina da Universidade Johns Hopkins –, onde se uniu a chefes de patologia, cirurgia, obstetrícia e ginecologia para transformar a organização e o currículo do ensino clínico.

Osler escreveu o livro *The Principles and Practice of Medicine* (1892), que por bastante tempo serviu de base para a área médica. Mas ele também tinha um lado humorístico e, sob o pseudônimo de Egerton Yorrick Davis, um cirurgião do exército aposentado, escreveu histórias (sexuais) de casos bizarros de falsos pacientes, talvez para ilustrar a ingenuidade de muitos leitores médicos.

Nos círculos da medicina, o nome de Osler foi imortalizado em várias enfermidades e sintomas: os nódulos de Osler são inchaços vermelhos e macios nas mãos, e a síndrome de Rendu-Osler--Webber é um distúrbio sanguíneo hereditário com sangramento nasal recorrente. Ele criou o termo pneumonia, que ironicamente pode ter estado presente em seu leito de morte em 1919. Diversos "oslerismos" (citações de Osler) ilustram sua dedicação ao ensino de medicina e aos cuidados com os pacientes. "O bom médico trata a doença; o grande médico trata o paciente que tem a doença", é um oslerismo bastante conhecido. Em 1911 recebeu o título de baronete por suas contribuições à medicina.

Joanna Matthan

CÉLULAS-TRONCO E ENGENHARIA DE TECIDOS

O corpo humano consiste em um vasto número de células que se diferenciaram em tipos especializados (abrangendo nervo, pele, sangue, osso e músculo), com propriedades e funções variadas; elas perderam a capacidade de gerar células de outras categorias. Mas também há outras, conhecidas como células-tronco, que conseguem se autorregenerar, são menos diferenciadas e podem originar vários tipos celulares. Essas propriedades tornam as células-tronco essenciais para a regeneração necessária durante a vida em razão de envelhecimento, perda ou lesão, mas também para construir o corpo durante o desenvolvimento inicial a partir do embrião. Células-tronco unipotentes, como as da pele, produzem apenas um tipo celular, mas permanecem regenerativas. As células-tronco embrionárias são pluripotentes, podendo se diferenciar em quase qualquer tipo de célula. Estímulos captados do ambiente e de fatores genéticos pela membrana e pelo núcleo da célula-tronco desencadeiam sua diferenciação. Os cientistas estão usando isso para cultivar células-tronco sob condições controladas e conduzir sua diferenciação. A regeneração de tecidos é uma aplicação importante da pesquisa na área. Retalhos de pele estão sendo criados e enxertados em vítimas de queimaduras, células-tronco encontradas no sangue e na medula óssea são usadas para tratar leucemia, e novos tratamentos para Parkinson e Alzheimer parecem promissores nesse campo.

PRESCRIÇÃO
Células-tronco são células indiferenciadas que têm a capacidade de se regenerar e diferenciar em tipos especializados de células.

TRATAMENTO
Células-tronco embrionárias possuem enorme potencial terapêutico e podem levar a novos tratamentos, como engenharia de tecidos (reparando tecido danificado ou mesmo criando órgãos). Entretanto, controvérsias rodeiam seu uso. A extração de células-tronco embrionárias exige a destruição do blastocisto que formaria o embrião, o que significa a destruição da vida em potencial. A ética das pesquisas com células-tronco embrionárias tem sido questionada, e, em alguns países, seu uso em culturas é restrito.

TEMA RELACIONADO
IMPRESSÃO 3-D
E BIOIMPRESSÃO
p. 64

DADOS BIOGRÁFICOS
ERNST HAECKEL
1834-1919
Biólogo alemão que usou pela primeira vez o termo célula-tronco

JAMES THOMSON
1958-
Biólogo desenvolvimentista norte-americano que isolou pela primeira vez células-tronco embrionárias humanas em 1998

SHINYA YAMANAKA
1962-
Pesquisador japonês de células-tronco, descobriu que células maduras podem ser reprogramadas para se tornarem pluripotentes, evitando a abordagem em que o embrião seria destruído

CITAÇÃO
Laura Fitton

A capacidade das células-tronco de se regenerar e diferenciar está sendo utilizada em muitos tratamentos e poderá ser aplicada a outras doenças.

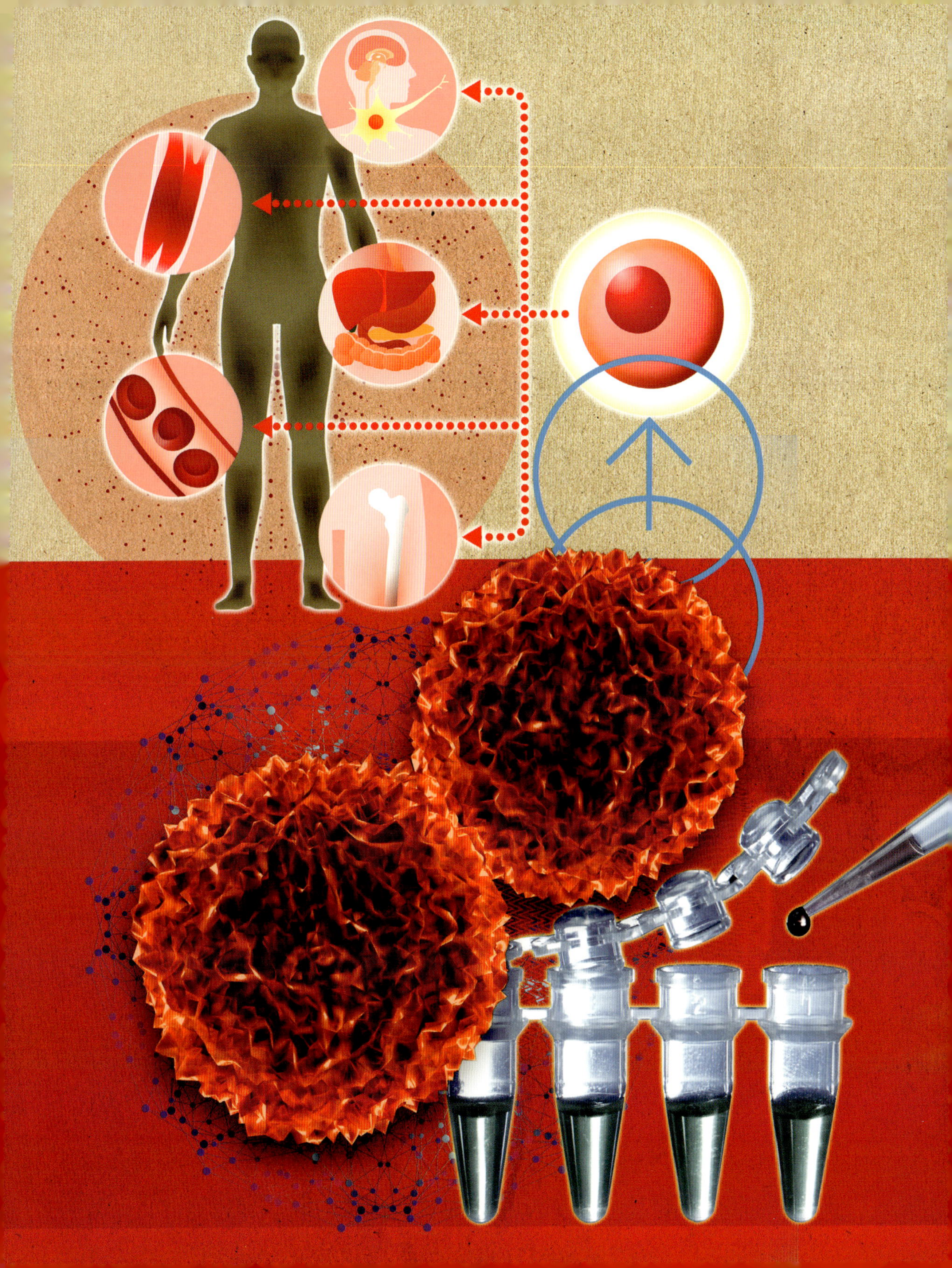

MEMBROS ARTIFICIAIS

As próteses têm sido usadas de alguma forma ao longo da história, de dedos de madeira no Egito Antigo a mãos de ferro na Europa medieval. Embora os materiais atuais, como plásticos e compostos de fibra de carbono, sejam mais avançados, a ideia básica da prótese continua a mesma: um membro artificial que substitui um membro ausente. Uma equipe de profissionais de saúde, de psiquiatras a cirurgiões e protéticos, envolve-se na reabilitação de pacientes após a perda do membro. Tipos diferentes de prótese são projetados para diferentes fins e assim variam sua adequação. Uma prótese cosmética é planejada mais pela aparência do que pela controlabilidade. Próteses funcionais são projetadas por sua prestabilidade. Os membros funcionais mais básicos são movidos pelo corpo; o movimento desejado é transmitido para a prótese por um sistema de correias e fivelas preso a um membro que esteja funcionando. Hoje, porém, as próteses podem ser controladas eletronicamente. Entre os avanços recentes, está a prótese mioelétrica e a inclusão de microprocessadores, permitindo a imitação do comportamento natural, criando membros biônicos com aparência e movimentos realísticos. Próteses controladas pela mente já fazem parte da realidade; com implantes cerebrais sem fios e reinervação muscular dirigida, os pacientes conseguem controlar os movimentos de sua prótese com o pensamento.

PRESCRIÇÃO
Próteses de ponta permitem que os pacientes movam membros artificiais quase do mesmo modo que moviam os originais usando o controle mental.

TRATAMENTO
A reinervação muscular dirigida não apenas permite um bom controle de movimentos dos membros robóticos, mas também produz algumas informações sensoriais. A abordagem funciona abrindo um músculo remanescente, retirando seu suprimento nervoso e redirecionando os nervos residuais para ele. Quando o paciente pensa em mover o membro-fantasma, os músculos reinervados contraem, e essa ativação é captada pelos eletrodos e usada para controlar a prótese.

TEMAS RELACIONADOS
ÓRGÃOS BIÔNICOS
p. 42

IMPRESSÃO 3-D E BIOIMPRESSÃO
p. 64

DADOS BIOGRÁFICOS
MARCO SÉRGIO
c. 218-201 a.C.
General romano na Segunda Guerra Púnica e primeiro usuário documentado de prótese de mão. A mão de metal era construída para segurar um escudo

TODD KUIKEN
1961-
Criador do braço biônico. Desenvolveu a técnica de reinervação muscular dirigida, permitindo a amputados controlar próteses motorizadas usando a mente e recuperando informações sensoriais

CITAÇÃO
Laura Fitton

Membros artificiais têm sido usados há séculos, mas os materiais e a tecnologia avançaram para permitir um funcionamento melhor e mais natural.

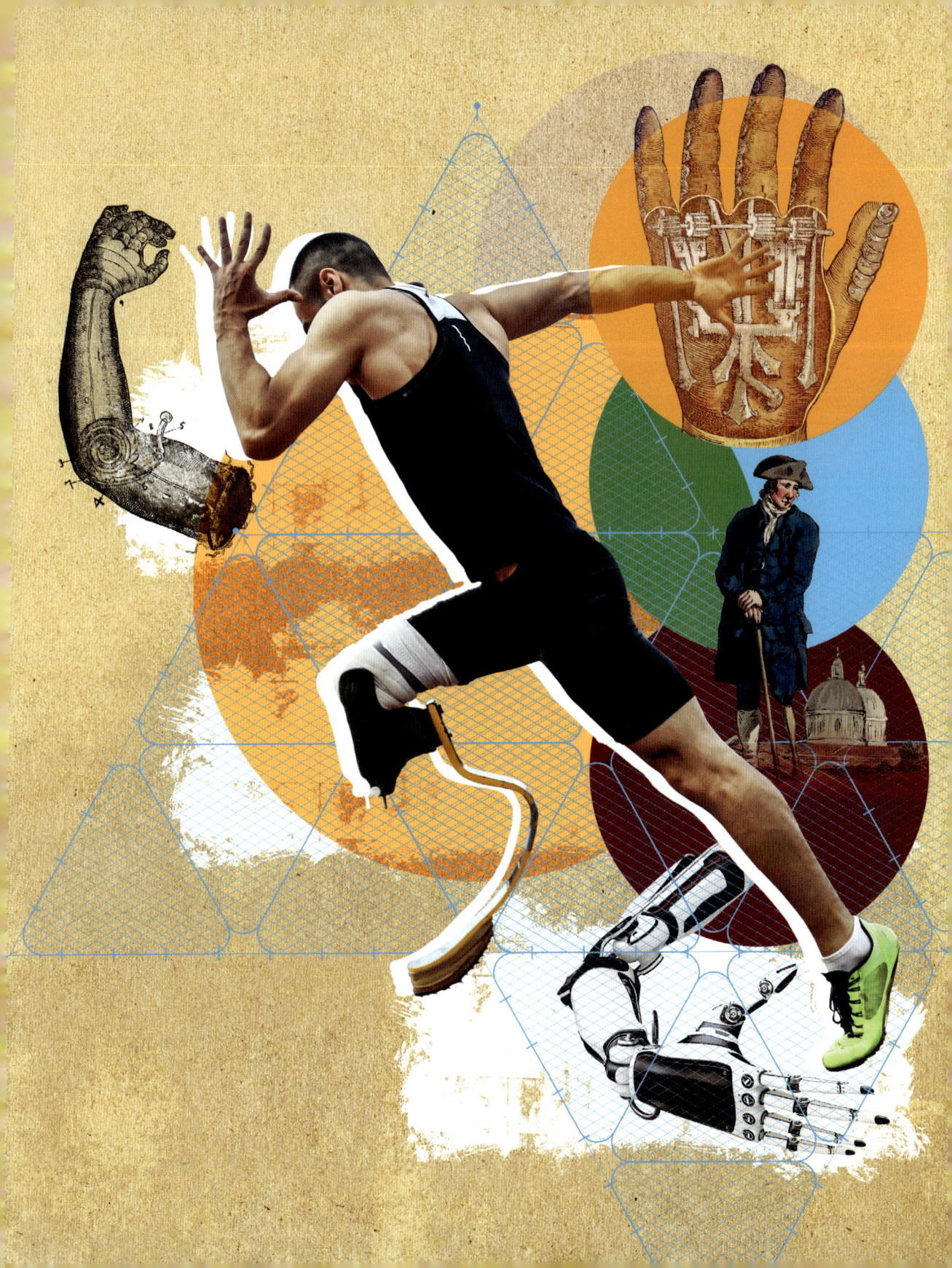

IMPRESSÃO 3D E BIOIMPRESSÃO

PRESCRIÇÃO
A impressão 3D é uma tecnologia revolucionária já em uso na medicina que permite implantes personalizados e ajuda a orientar cirurgias.

TRATAMENTO
Já foram desenvolvidos usos incríveis de impressão 3D no campo médico, como o enxerto de pele impresso e a bioimpressão de cartilagem, vasos sanguíneos, osso, válvulas cardíacas, cartilagem auricular, próteses personalizadas e equipamento médico. A impressão de órgãos completamente funcionais ainda precisa ser alcançada, mas pesquisas médicas estão trilhando o caminho certo para tornar isso uma realidade.

Um grande avanço recente no campo da medicina é o uso de impressões 3D. Escaneamentos de superfície, produzidos a partir de várias modalidades de imagiologia, incluindo a TC, capacitam os cirurgiões a criar e imprimir moldes 3D de várias partes do corpo. A impressão 3D funciona com tinta de impressão, que é tanto substrato quanto substância, em camadas sucessivas para criar um molde sólido 3D, e foi desenvolvida nos anos 1980. Naquela época a tinta era um líquido acrílico que se solidificava quando exposto à luz ultravioleta. Agora a "tinta" vem em diversas formas: cera, metal, plástico e células vivas. Já se tornou comum para os cirurgiões usar moldes 3D de plástico para praticar procedimentos cirúrgicos. Seguindo o escaneamento da TC, a arquitetura interna do corpo do paciente pode ser representada e usada para imprimir moldes 3D personalizados para ajudar a projetar, programar e experimentar opções cirúrgicas. Assim como usadas externamente, as impressões 3D também servem para criar próteses personalizadas, como as feitas de ligas de titânio, que podem ser implantadas no paciente. O grande salto para a impressão 3D ainda está por vir, com a impressão de órgãos com pleno funcionamento, mas a bioimpressão já se tornou realidade. Ao combinar impressão 3D com engenharia de tecido, células bioimpressas foram despejadas com sucesso em suportes biocompatíveis, formando esculturas vivas.

TEMAS RELACIONADOS
TOMOGRAFIA COMPUTADORIZADA (TC)
p. 52

CÉLULAS-TRONCO E ENGENHARIA DE TECIDOS
p. 60

MEMBROS ARTIFICIAIS
p. 62

DADOS BIOGRÁFICOS
CHARLES HULL
1939-
Inventor da primeira forma de impressão 3D, a primeira tecnologia de prototipagem rápida

STEPHEN POWER
1985-
A primeira vítima de trauma a passar por cirurgia reconstrutiva usando moldes e impressões 3D

CITAÇÃO
Laura Fitton

A impressão 3D e a bioimpressão são tecnologias novas que já estão revolucionando a medicina moderna, possibilitando aos médicos criar moldes personalizados.

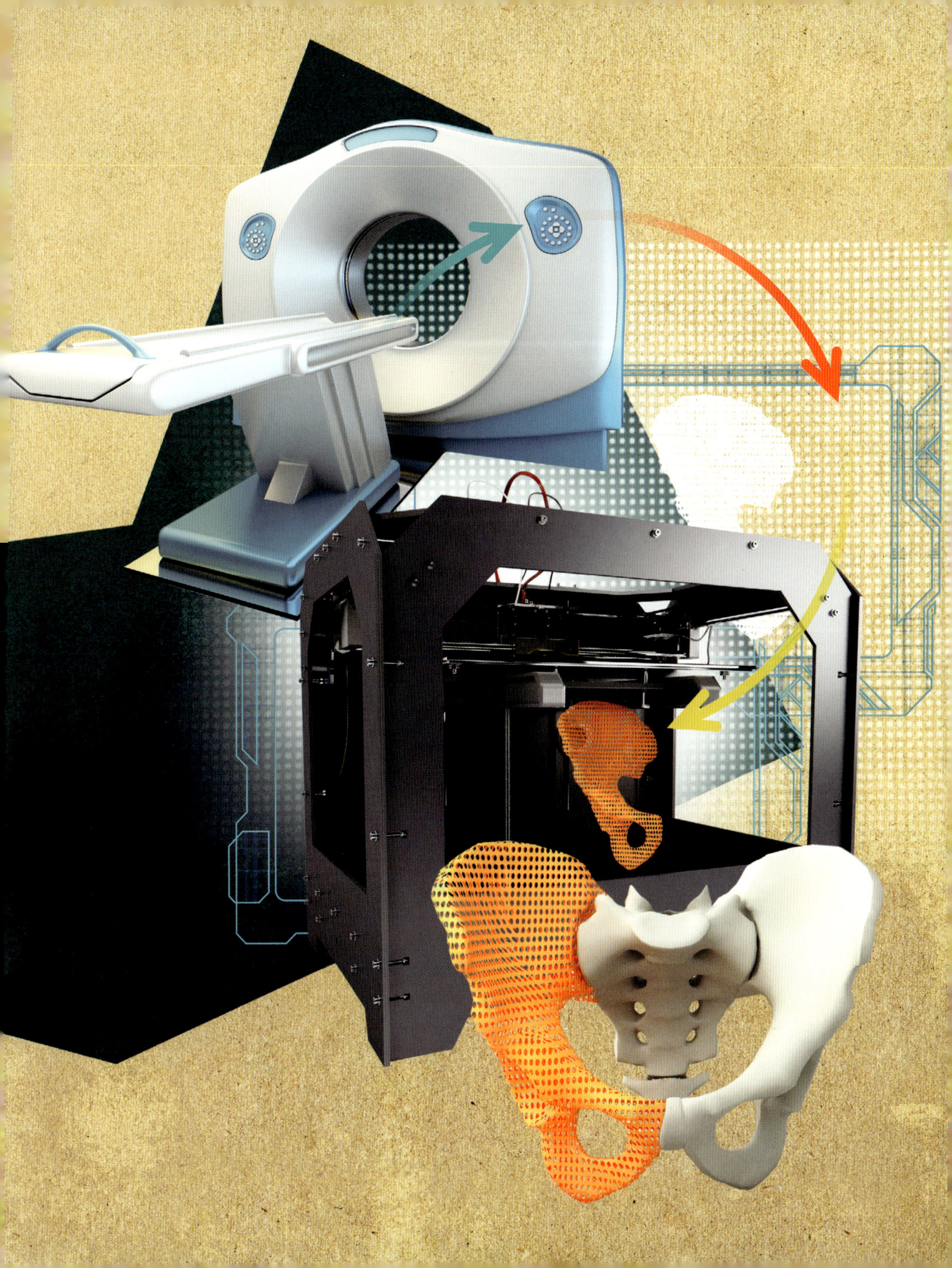

TRATAMENTOS, TERAPIAS E PROCEDIMENTOS

TRATAMENTOS, TERAPIAS E PROCEDIMENTOS
GLOSSÁRIO

anticorpo Grande proteína em forma de Y. Os anticorpos são recrutados pelo sistema imunológico para identificar e neutralizar substâncias estranhas como bactérias e vírus. Cada anticorpo tem um único alvo: o antígeno presente no organismo invasor (por exemplo, bactéria ou vírus).

antígeno Toxina ou outra substância estranha que induz uma resposta imunológica no corpo, especialmente a produção de anticorpos.

asséptico Ambiente ou procedimento que está livre de contaminação causada por bactérias, vírus ou outros microrganismos nocivos. Ambientes cirúrgicos esterilizados têm como objetivo evitar infecção nos pacientes.

bactéria O mais simples dos seres vivos. As bactérias são organismos microscópicos, normalmente unicelulares, encontradas em todos os lugares. Podem ser perigosas e causar infecções, ou benéficas em processos como a digestão.

cirurgia paliativa Forma de cirurgia usada para melhorar a qualidade de vida do paciente, aliviando a dor e outros sintomas causados por câncer avançado ou intratável. Não é usada como cura ou tratamento para câncer.

cirurgiões-barbeiros Praticantes de medicina na Europa medieval que, diferentemente de muitos médicos da época, realizavam cirurgias, com frequência em feridos de guerra. O cirurgião-barbeiro em geral aprendia seu ofício como aprendiz de um colega mais experiente. Vários não tinham aprendizado formal, e não raro eram analfabetos.

glóbulos brancos Também chamados leucócitos, são as células do sistema imunológico envolvidas na proteção do corpo contra doenças infecciosas e invasores estranhos.

glóbulos vermelhos Também chamados eritrócitos, são o tipo mais comum de célula sanguínea. Constituem o principal meio pelo qual o corpo leva o oxigênio para os tecidos. Eles também removem o dióxido de carbono do corpo, transportando-o até os pulmões para ser eliminado. Os glóbulos vermelhos são produzidos na medula óssea. Vivem cerca de 120 dias.

leucócito *Ver* glóbulos brancos.

patógeno Agente biológico infeccioso que causa doença no corpo que o hospeda.

pessário Atualmente é o termo utilizado para designar o dispositivo elástico removível colocado na vagina para conter o prolapso de áreas de órgãos pélvicos. Em épocas passadas, fazia referência a objetos introduzidos na vagina usados para evitar a gravidez.

plaquetas Fragmentos de células sanguíneas que auxiliam a curar ferimentos e evitar hemorragia ao formar coágulos de sangue. As plaquetas são formadas na medula óssea.

plasma Parte líquida do sangue e do fluido linfático que constitui cerca da metade do volume de sangue. É desprovido de células. O plasma sanguíneo contém anticorpos e outras proteínas. É retirado de doadores e transformado em medicação para diversos problemas relacionados ao sangue.

psicocirurgia Cirurgia neurológica (cerebral) para tratar um distúrbio mental; sempre foi um campo médico controverso.

psicotrópico Termo usado para qualquer medicamento capaz de afetar a mente, as emoções e o comportamento do paciente.

sistema imunológico Sistema do corpo que o protege contra doenças. Tem como função detectar uma ampla variedade de agentes, como vírus e bactérias, que causam dano ao corpo e expulsá-los.

vírus Agente biológico que se reproduz dentro de células de hospedeiros vivos. As células hospedeiras infectadas são obrigadas a produzir milhares de cópias idênticas do vírus original em uma velocidade extraordinária. A replicação do vírus pode deixar o hospedeiro doente, como uma pessoa com vírus de resfriado ou de gripe.

IMUNIZAÇÃO E VACINAÇÃO

A imunização é um processo

inato de resistência a patógenos (microrganismos causadores de doença) utilizada para prevenção dos efeitos fatais de doenças infecciosas. Pode ocorrer naturalmente quando a pessoa é exposta a um agente infeccioso, como o da varíola, ou artificialmente, com uma vacina. A imunidade a um patógeno se dá com o direcionamento de anticorpos, os quais reconhecem uma parte específica do patógeno (o antígeno) e o tornam inoperante (neutralização). A imunidade também pode acontecer de modo ativo ou passivo. Na imunização ativa, os efeitos são duradouros porque o próprio sistema imunológico é estimulado a produzir anticorpos: após se recuperar de um episódio de caxumba, por exemplo, o indivíduo fica imune à reinfecção pelo vírus de caxumba porque seu sistema imunológico o reconhece e gera anticorpos que o neutralizam. Esse resultado também pode ser obtido com a vacinação. As vacinas contêm formas de patógenos mortos ou enfraquecidos que provocam a mesma reação, sem causar a doença. A imunização passiva envolve a doação de anticorpos produzidos pelo sistema imunológico de outra pessoa; os efeitos são imediatos, mas de curta duração. A maioria dos países tem programas de vacinação para assegurar a proteção dos mais vulneráveis (crianças e pessoas imunocomprometidas) contra agentes nocivos.

PRESCRIÇÃO
Imunização é a resistência a determinado patógeno que pode ocorrer naturalmente ou por vacinação e é usada para evitar a disseminação de doenças infecciosas.

TRATAMENTO
Para a eficácia das vacinas, é preciso que um número suficiente de pessoas tenha imunidade. Quando isso ocorre (via vacinações), alcança-se a "imunidade de grupo", e as infecções não se espalham, mesmo que uma fração menor da população não seja vacinada. A maioria dos países tem programas de vacinação, e é por meio dessas ações bem-sucedidas que um dos vírus mais mortíferos (varíola) foi erradicado. A imunidade de grupo também tem impedido a disseminação da poliomielite, doença fatal e incapacitante.

TEMA RELACIONADO
POLIOMIELITE
p. 102

DADOS BIOGRÁFICOS
EDWARD JENNER
1749-1823
Médico inglês, pioneiro na vacinação contra a varíola e pai da imunologia, inoculou pus de varíola bovina em um corte no braço de um garoto de 8 anos (James Phipps) e provou que ele estava imune à varíola

LOUIS PASTEUR
1822-1895
Químico e microbiologista francês, demonstrou em 1881 que a imunização contra o antraz era possível ao injetar ovelhas com uma forma modificada do bacilo do antraz. Também desenvolveu um preparado para proteger contra o vírus da hidrofobia

CITAÇÃO
Joanna Matthan

O trabalho de pioneiros como Edward Jenner levou ao desenvolvimento de programas de vacinação bem-sucedidos.

Tratamentos, terapias e procedimentos

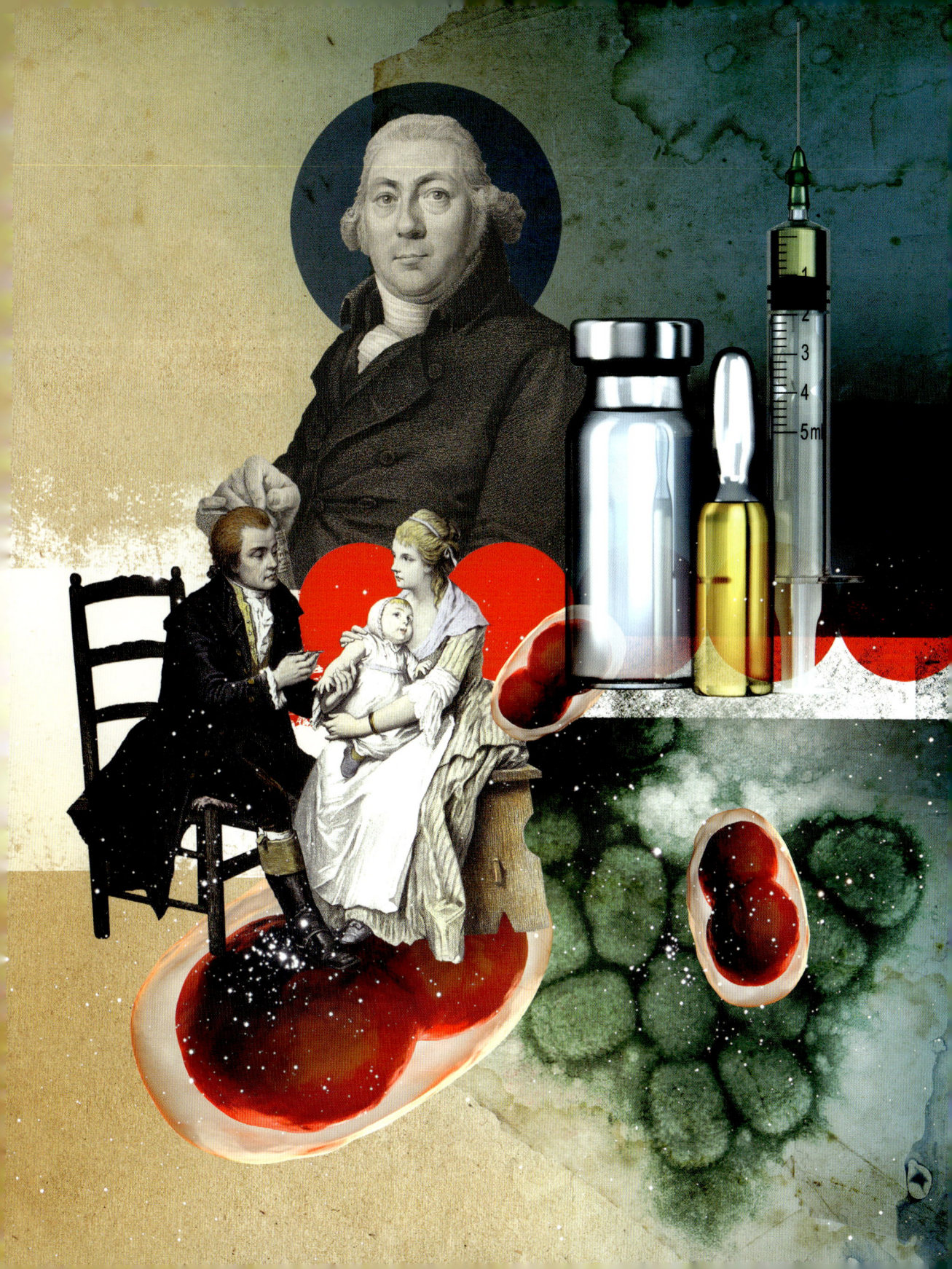

TRATAMENTOS DE CÂNCER

Após o diagnóstico de câncer, um plano de tratamento é rapidamente desenvolvido por uma equipe multidisciplinar de especialistas. As opções convencionais são cirurgia, radioterapia, quimioterapia ou uma combinação qualquer delas, e o tratamento específico é escolhido de acordo com o tipo de câncer, sua extensão, velocidade de disseminação e a condição do paciente. A cirurgia é uma boa opção quando a doença não se espalhou além do local de origem e pode ser curativa. É usada também para diminuir a dor (cirurgia paliativa) ou melhorar uma função (se o tumor estiver obstruindo o intestino, por exemplo). A radioterapia destrói células cancerosas, e cerca de metade dos pacientes com câncer passará por ela (a cirurgia é mais comum, e com frequência combinam-se as duas opções para assegurar as margens do local onde estava o tumor). As células cancerosas são muito mais sensíveis à radiação do que as saudáveis, e a radiação as faz cometer suicídio (apoptose) ou as torna geneticamente prejudicadas para que não possam se reproduzir. A quimioterapia destrói quimicamente as células cancerosas. Efeitos indesejados surgem de todos esses tratamentos; entretanto, como os agentes quimioterápicos matam células saudáveis além das cancerosas, os efeitos são mais generalizados (enjoo, perda de cabelo, anemia). A quimioterapia também pode resultar em uma perda perigosa de glóbulos brancos, que combatem infecções (neutropenia).

PRESCRIÇÃO
O tratamento de câncer em geral é individualizado. Pode incluir cirurgia, radioterapia, quimioterapia ou uma combinação de todos os tratamentos.

TRATAMENTO
Os primeiros tratamentos de câncer eram em geral terríveis. Os cirurgiões-barbeiros realizavam operações em condições anti-higiênicas, sem analgésicos, deixando os pacientes desfigurados ou mortos, e eram dadas preparações inúteis aos que sofriam de doença debilitante. Melhorias na sanitização e nas técnicas cirúrgicas (assepsia), tratamento de feridas infeccionadas (antibióticos), diagnóstico por imagens (raios X, RM, TC) e disponibilidade de analgésicos (agentes anestésicos) aumentaram as chances de sobrevivência e cura dos pacientes com câncer.

TEMAS RELACIONADOS
TOMOGRAFIA COMPUTADORIZADA (TC)
p. 52

RESSONÂNCIA MAGNÉTICA (RM)
p. 54

ANESTESIA E CIRURGIA
p. 80

CÂNCER
p. 106

DADOS BIOGRÁFICOS
WILLIAM STEWART HALSTED
1852-1922
Cirurgião americano que desenvolveu a mastectomia radical para o câncer de mama

EMIL GRUBBE
1875-1960
Médico homeopata americano que usou a radiação para tratar o câncer de mama

CITAÇÃO
Joanna Matthan

O plano pós-diagnóstico de câncer pode incorporar uma série de tratamentos e terapias para combater os tumores.

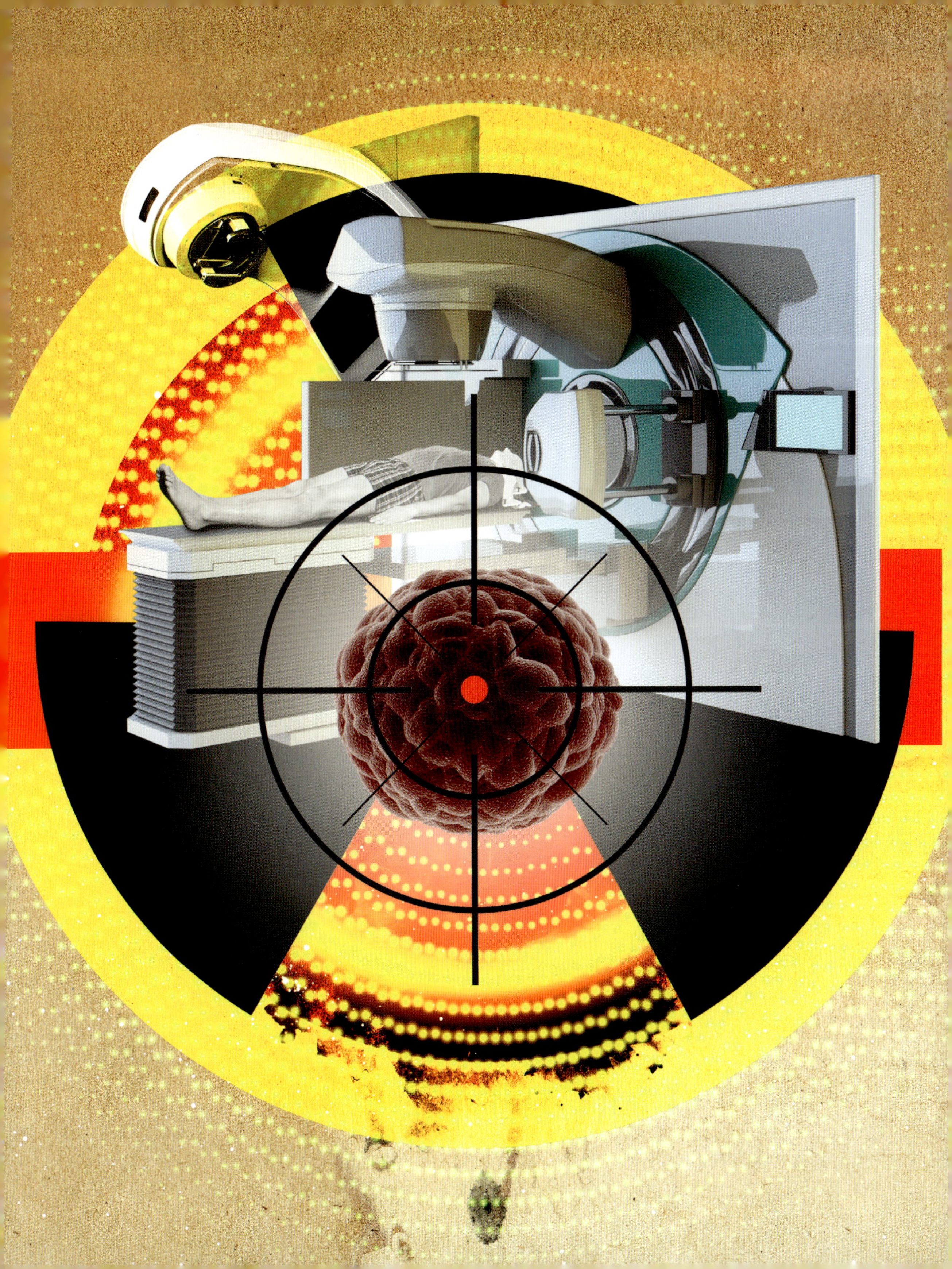

CONTRACEPÇÃO

Contracepção ou controle de natalidade é a prevenção deliberada da gravidez, possível hoje graças a métodos diversos. Os mais confiáveis (numa taxa de 99%) são aqueles permanentes e virtualmente irreversíveis – em outras palavras, a esterilização: cortar a ligação do canal que leva o esperma do testículo para o pênis (vasectomia), no caso dos homens, e a laqueadura tubária (ligadura das trompas), no caso das mulheres. Reversíveis e também 99% confiáveis são os contraceptivos hormonais (pílulas anticoncepcionais), dispositivos intrauterinos (objetos de metal ou plástico que causam inflamação leve e assim evitam as fases de fertilização) e preservativos (desde que usados corretamente) com espermicida. Alguns métodos têm um pequeno risco de efeitos indesejáveis, como ganho de peso, enjoo, coágulos de sangue e doença inflamatória pélvica. Entre os métodos sem efeitos colaterais – porém não confiáveis – estão evitar sexo durante o período que cerca a ovulação e usar dispositivos que agem como barreira (preservativos, espermicidas, diafragma e capuz cervical), assim como amamentar com regularidade após o parto. A contracepção tem desempenhado um importante papel no controle demográfico, e os preservativos ajudam a diminuir a disseminação de infecções sexualmente transmissíveis.

PRESCRIÇÃO
Contracepção é qualquer um dos métodos ou dispositivos usados para evitar a gravidez.

TRATAMENTO
A contracepção era documentada, e muito bem-sucedida, no Egito Antigo (pessários de esterco de crocodilo, ervas obscuras e mel eram recomendados), mas foi somente no fim do século XIX que uma variedade maior de métodos mais confiáveis começou a ser praticada. Um dos mais antigos métodos de evitar a gravidez, e não muito confiável, é retirar o pênis antes da ejaculação (coito interrompido), comum em culturas e religiões em que a contracepção não é permitida.

TEMA RELACIONADO
VÍRUS DA IMUNODEFICIÊNCIA HUMANA (HIV)
p. 104

DADOS BIOGRÁFICOS
SORANO DE ÉFESO
c. século I/II d.C.
Médico grego, em cujo livro sobre parteiras e doenças femininas está o mais antigo e detalhado relato sobre contracepção

ALETTA HENRIETTE JACOBS
1854-1929
Médica e inventora holandesa comprometida em proporcionar a contracepção às mulheres, escreveu um trabalho sistemático sobre o tema

JOHN ROCK
1890-1984
Obstetra e ginecologista norte-americano que teve importante papel no desenvolvimento da primeira pílula anticoncepcional. Foi também pioneiro no congelamento de sêmen e FIV

CITAÇÃO
Joanna Matthan

Métodos e dispositivos contraceptivos têm confiabilidade variável, mas todos visam evitar a gravidez.

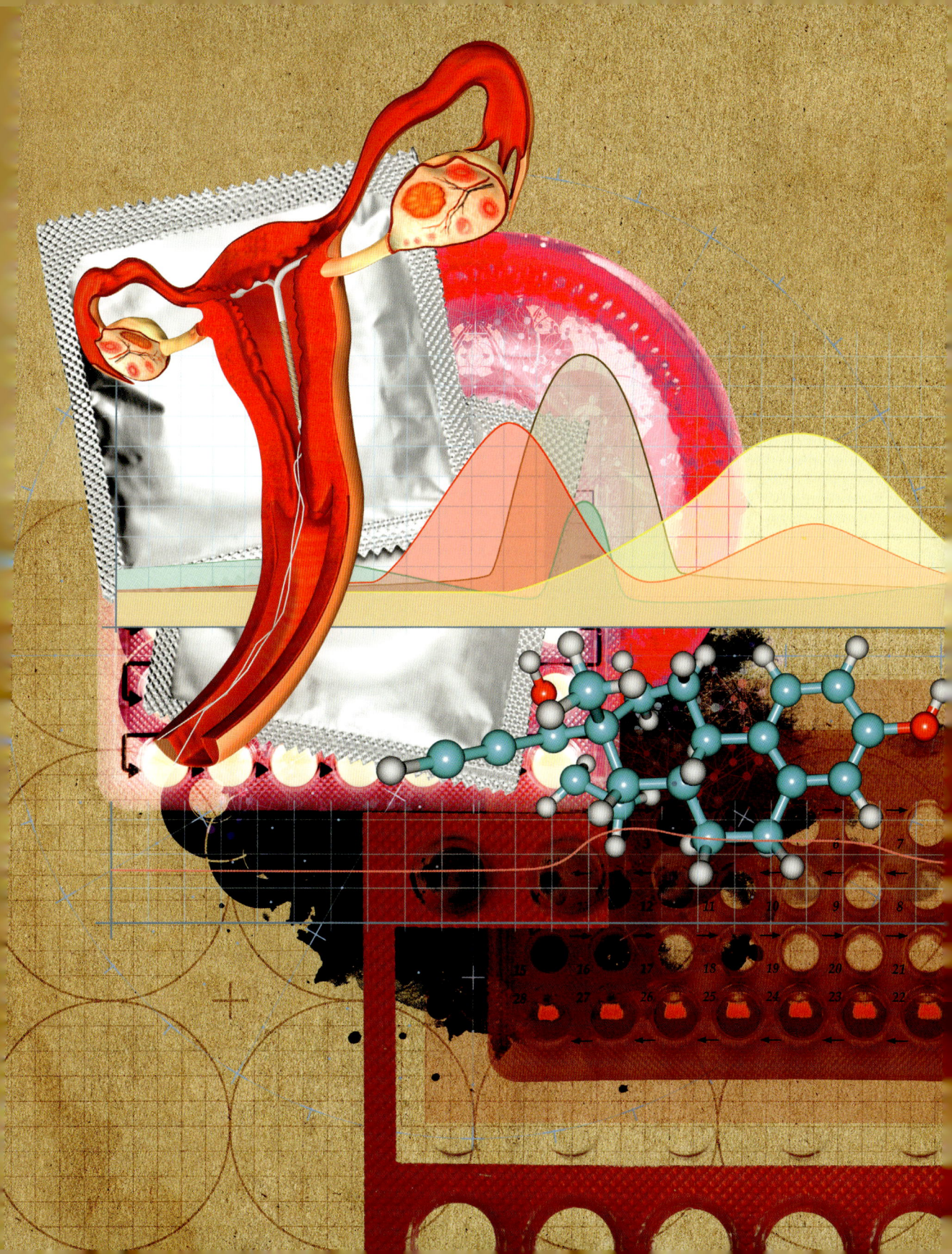

ANTIBIÓTICOS

Antibióticos são medicamentos feitos quimicamente (derivados do bolor) que matam bactérias ou interrompem seu crescimento. Destinam-se a tratar infecções causadas por bactérias, como apêndice inflamado, tuberculose, feridas infeccionadas, sífilis etc. Algumas vezes são usados para evitar infecções bacterianas naqueles que passaram por um procedimento cirúrgico (no corte) ou em quem está com o sistema imunológico enfraquecido. Mostram-se totalmente ineficazes contra os vírus, por isso não podem e não devem constituir tratamento para gripe e resfriado comuns, por exemplo. Os antibióticos são programados para tirar vantagem da diferença entre a estrutura da célula hospedeira e a bacteriana. Podem evitar a multiplicação das células bacterianas, assim a população permanece baixa e o hospedeiro é capaz de se defender melhor (caso de macrolídios e tetraciclinas); ou matam as bactérias ao evitar que construam suas paredes celulares (penicilinas e sulfonamidas). Antibióticos de espectro estreito (Penicilina G) visam uma bactéria específica, e os de largo espectro (tetraciclinas) são efetivos contra uma variedade de organismos. Seu uso excessivo vem causando muita preocupação na comunidade médica, porque as bactérias estão desenvolvendo resistência a eles, e as infecções, tornando-se cada vez mais difíceis de tratar.

PRESCRIÇÃO
Os antibióticos revolucionaram a farmacologia e hoje são largamente usados para tratar e evitar infecções resultantes de inúmeros tipos de bactéria.

TRATAMENTO
Na antiguidade, egípcios, gregos e indianos usavam fungos específicos para tratar infecções. Só depois de Alexander Fleming isolar o fungo *Penicillium* que os efeitos verdadeiramente positivos e revolucionários dos antibióticos começaram a ser apreciados. Um exemplo excelente é o tratamento da sífilis, doença sexualmente transmissível. Antes dos antibióticos, contrair sífilis era uma sentença de morte, com os pacientes mergulhando na loucura nos estágios finais. Basta uma dose de penicilina para curá-la.

TEMAS RELACIONADOS
JOSEPH LISTER
p. 38

ALEXANDER FLEMING
p. 78

ANESTESIA E CIRURGIA
p. 80

DADOS BIOGRÁFICOS
JOHN SCOTT BURDON-SANDERSON
1828-1905
Médico e fisiologista inglês, observou que o fungo *Penicillium* interrompia o crescimento de bactérias

ALEXANDER FLEMING
1881-1955
Biólogo, farmacologista e botânico escocês, ganhador do Prêmio Nobel, foi o primeiro a desenvolver uma cultura do fungo *Penicillium notatum*, em 1928, mais tarde sintetizada no que denominou de penicilina

CITAÇÃO
Joanna Matthan

Derivados de fungos, os antibióticos são usados para tratar infecções causadas por bactérias.

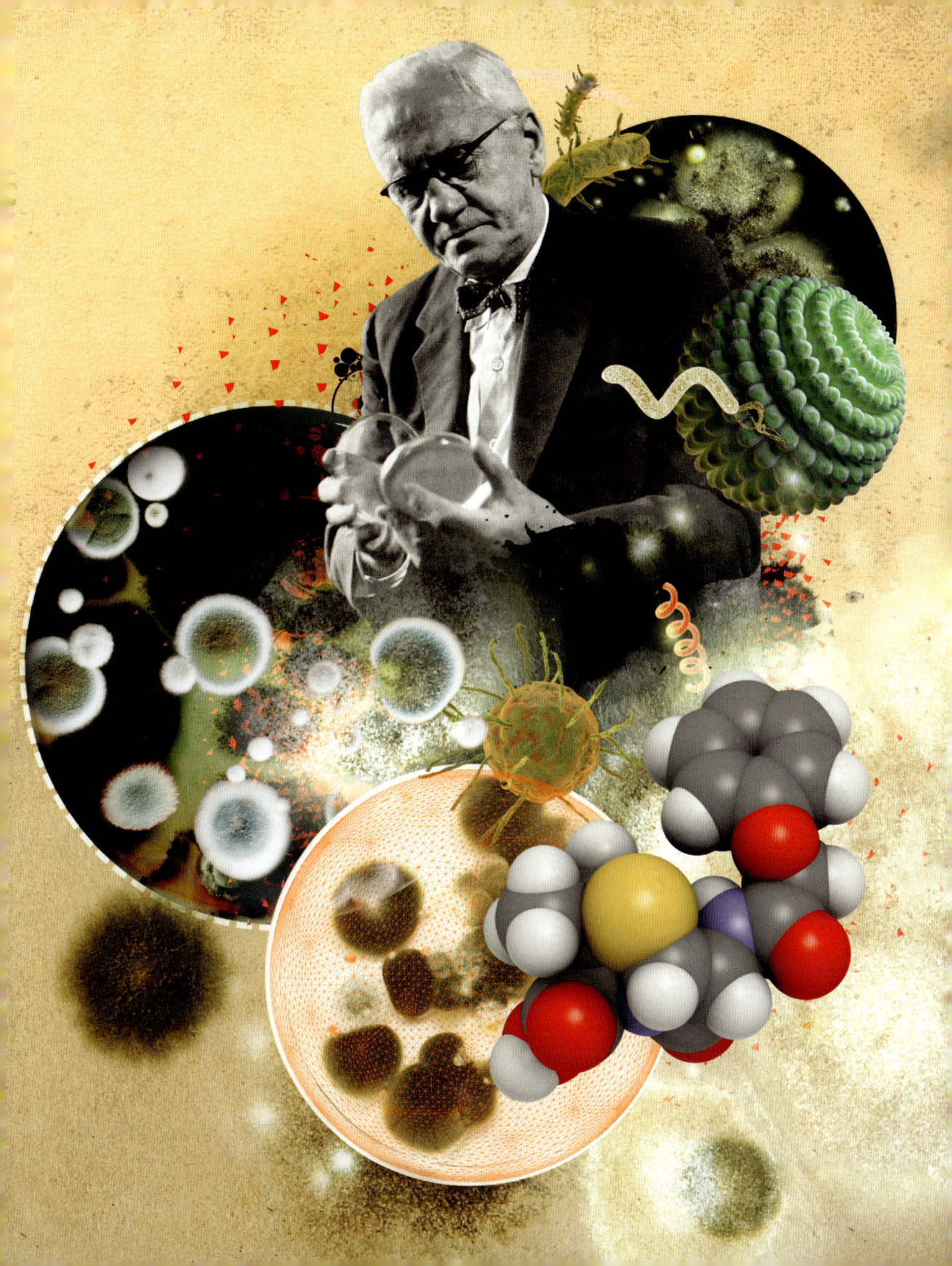

1881
Nasce em Lochfield, Escócia

1903
Matricula-se na Escola de Medicina do Hospital St. Mary, em Londres

1906
Forma-se médico com distinção e começa a se preparar para a carreira cirúrgica

1908
Bacharel com Medalha de Ouro em bacteriologia, torna-se docente em St. Mary (até 1914)

1909
Torna-se um cirurgião de pleno direito, mas continua a procurar meios para tratar infecções

1914–18
Serve na Primeira Guerra Mundial no Corpo Médico da Armada Real. Observa como ferimentos infeccionados pioram usando agentes antissépticos

1921
Descobre a lisozima, enzima presente em fluidos corporais, com efeito antibacteriano

1928
Descobre a penicilina (*Penicillium notatum*). Eleito professor de bacteriologia

1929
Publica o primeiro relatório sobre a penicilina no *British Journal of Experimental Pathology*. Continua a pesquisa sobre a penicilina e desiste dela em 1940 (Howard Florey e Ernst Boris Chain assumem a pesquisa na Oxford Radcliffe Infirmary, e ela é produzida maciçamente após o ataque a Pearl Harbor)

1943
Eleito Membro da Royal Society

1945
Recebe o Prêmio Nobel de Fisiologia ou Medicina (dividido com Florey e Chain)

1948
Eleito professor emérito de bacteriologia da Universidade de Londres

1951
Eleito reitor da Universidade de Edimburgo (por período de três anos)

1955
Morre de ataque cardíaco; está sepultado na Catedral de St. Paul, Londres

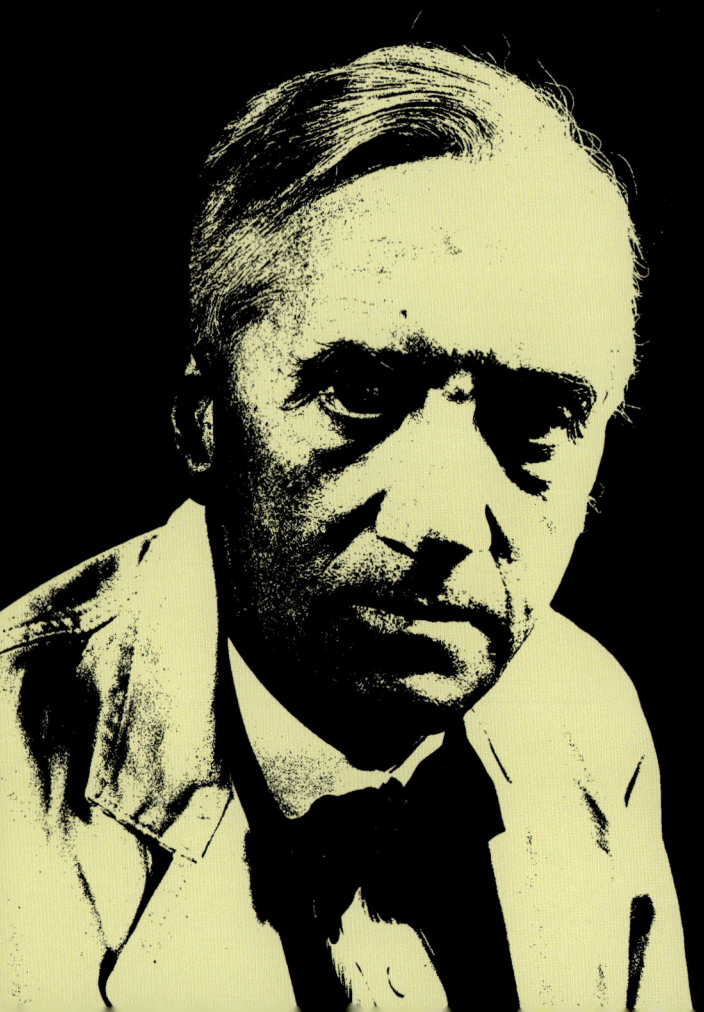

ALEXANDER FLEMING

A silenciosa descoberta de Alexander Fleming em 1928 do fungo *Penicillium notatum*, que, na confusão de seu laboratório, havia contaminado acidentalmente uma cultura da bactéria *Staphylococcus* (interrompendo seu crescimento), colocou-o entre as pessoas mais importantes do século XX. Ele publicou seu achado em 1929, mas de início o mundo médico reagiu com pouco entusiasmo, e Fleming passou os onze anos seguintes tentando desesperadamente isolar e cultivar o fungo. Quando desistiu, em 1940, dois cientistas da Universidade de Oxford, Howard Florey e Ernst Chain, continuaram a pesquisar o fungo e o desenvolveram de modo que fosse usado como medicamento – e produzido em grande quantidade nos anos 1940 para ajudar os feridos de guerra. Fleming, após chamá-lo de "suco de mofo" na falta de ideia melhor, deu-lhe o nome de penicilina. A descoberta de um agente antibiótico capaz de deter a evolução de doenças bacterianas fatais salvou incontáveis vidas no mundo e mudou o curso da história.

    Fleming nasceu em Ayrshire em 1881, filho de um fazendeiro escocês. Quando tinha 16 anos, mudou-se para Londres a fim de trabalhar no setor marítimo. Após herdar algum dinheiro, decidiu ser médico. Estudante excepcional, formou-se em 1906 com distinção na Escola de Medicina do Hospital St. Mary, onde começou a carreira como pesquisador em bacteriologia sob a orientação de Sir Almroth Wright (pioneiro em imunologia e vacinoterapia) e obteve o bacharelado com Medalha de Ouro em bacteriologia.

    Fleming serviu na Primeira Guerra Mundial como capitão no Corpo Médico da Armada Real, continuando a fazer importantes observações no tratamento de infecções em ferimentos profundos. Durante esse período, em 1915, casou-se com a enfermeira irlandesa Sarah McElroy, com quem teve um filho, Robert. Terminada a guerra, voltou ao St. Mary. Após a morte da esposa em 1949, casou-se de novo, com uma colega grega do St. Mary, Amalia Koutsouri-Vourekas, em 1953.

    Ao longo de sua vida extremamente produtiva, Fleming escreveu muitos artigos sobre imunologia, bacteriologia e quimioterapia e recebeu inúmeros prêmios. Foi sagrado cavaleiro pelo rei Jorge VI em 1944, logo após ser eleito membro da Royal Society em 1943. Como auge de suas realizações, em 1945 dividiu o Prêmio Nobel de Medicina com Florey e Chain. Morreu de ataque cardíaco em 11 de março de 1955.

Joanna Matthan

ANESTESIA E CIRURGIA

Agentes anestésicos são usados para entorpecer a sensibilidade ou induzir o sono durante certos exames ou procedimentos cirúrgicos; essas medicações reduzem a dor e o desconforto do paciente. A anestesia local entorpece uma pequena área e destina-se a procedimentos menores; o paciente fica acordado durante o processo. A anestesia geral induz a inconsciência e serve para operações maiores. A anestesia também pode insensibilizar áreas maiores, mas manter o paciente acordado (como a peridural durante o parto). Sem anestesias eficazes, a cirurgia atual seria impossível. Cirurgiões realizam procedimentos eletivos (com data marcada) em situações não ameaçadoras à vida do paciente. Já os procedimentos de urgência ocorrem imediatamente para salvar a vida ou um membro. A cirurgia semieletiva, apesar de necessária para evitar dano permanente, pode ser adiada. Os profissionais às vezes optam pela cirurgia exploratória para confirmar um diagnóstico. Hoje, os procedimentos cirúrgicos são feitos por equipes de cirurgiões, residentes (médicos em formação), anestesistas e enfermeiros. Variam de extensão dependendo da natureza e da dificuldade – a remoção de uma pinta pode levar minutos, mas a de parte do intestino demanda horas. Os pacientes precisam estar anestesiados, e as condições de assepsia, asseguradas.

PRESCRIÇÃO
A maioria dos procedimentos cirúrgicos não seria possível sem anestesia (agentes entorpecedores) e anestesistas experientes supervisionando o bem-estar dos pacientes.

TRATAMENTO
Cirurgias são realizadas há séculos e eram bem evoluídas em algumas civilizações antigas, como a indiana e a chinesa. Na Europa, cirurgiões começaram a se formar em universidades nos anos 1700. Seu conhecimento de anatomia lhes permitia realizar os procedimentos rapidamente (amputações ocorriam em minutos), mas sem anestesia a especialidade não ia adiante. Isso mudou com o entendimento crescente da teoria do germe e da assepsia, a disponibilidade de imagiologia (raios X) e os agentes anestésicos.

TEMAS RELACIONADOS
ORIGENS DA MEDICINA
p. 16

JOSEPH LISTER
p. 38

RAIOS X
p. 50

TRATAMENTOS DE CÂNCER
p. 72

DADOS BIOGRÁFICOS
HUMPHRY DAVY
1778-1829
Químico e inventor inglês, em 1798 demonstrou que a inalação de óxido nitroso (gás hilariante) aliviava a dor

WILLIAM THOMAS GREEN MORTON
1819-1868
Cirurgião-dentista norte-americano, demonstrou publicamente em 1846 que a anestesia cirúrgica poderia ser bem-sucedida usando éter durante a operação

CITAÇÃO
Joanna Matthan

O desenvolvimento de anestésicos eficazes tornou possível a cirurgia moderna.

Tratamentos, terapias e procedimentos

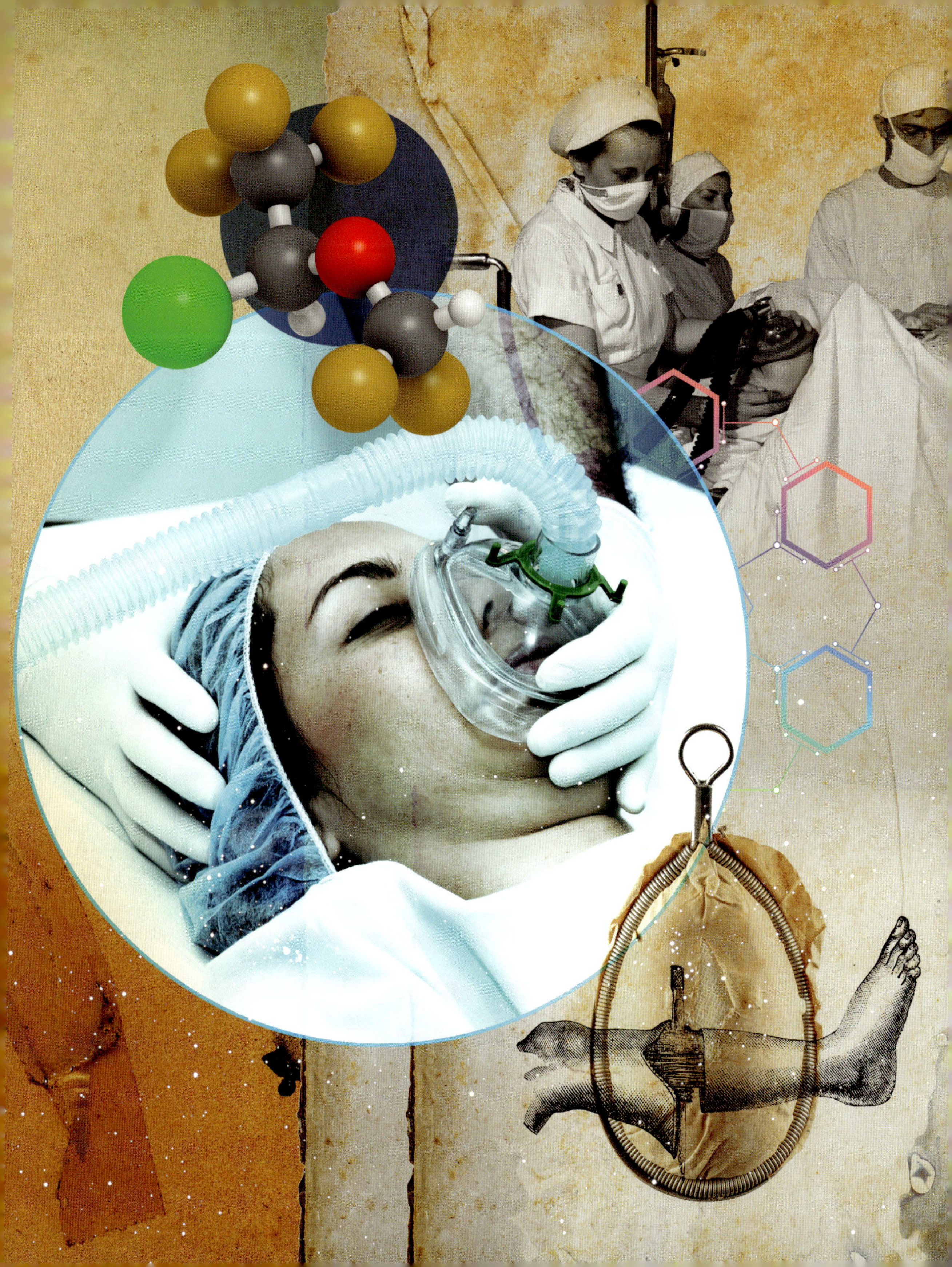

TRANSFUSÃO E DOAÇÃO DE SANGUE

A transferência de sangue de uma pessoa (doador) para a veia de outra (receptor) é conhecida como transfusão de sangue. A medicina moderna se vale de transfusões de sangue para incontáveis procedimentos rotineiros e emergenciais, e uma fonte constante de doações se faz necessária porque a vida útil dos produtos do sangue é muito curta. Há mais de 35 sistemas de grupos sanguíneos reconhecidos, mas os dois mais importantes são o ABO e o RhD. Uma pessoa pode ter um de quatro tipos sanguíneos (A, B, AB, O) e adicionalmente Rh (Rhesus) positivo ou negativo; a classificação baseia-se na presença ou ausência de um antígeno (proteína ou carboidrato) na superfície do glóbulo vermelho. Ambos os pais contribuem para o tipo de sangue do filho. O sangue doado (gratuitamente por voluntários na maioria dos países) é examinado para assegurar que seja seguro. Separe-se o sangue em diferentes componentes (glóbulos vermelhos, plasma, glóbulos brancos e plaquetas) e usa-se cada um com base na necessidade do receptor. A transfusão leva bastante tempo (a de uma unidade de glóbulos vermelhos demora quatro horas, e uma de plaquetas, trinta minutos), de modo a garantir a segurança do receptor. Não é incomum a ocorrência de reações indesejáveis, causadas por alergia, sensibilidade aos leucócitos do doador ou incompatibilidade não detectada dos glóbulos vermelhos.

PRESCRIÇÃO
A medicina depende de doações de sangue de voluntários não pagos, para que as transfusões possam ser feitas durante procedimentos médicos emergenciais ou rotineiros.

TRATAMENTO
Em meados do século XVII, os europeus tentaram fazer transfusões de sangue, mas inúmeros pacientes morreram por reações de incompatibilidade. Hoje, as transfusões são frequentes e salvam vidas, mas não eram seguras até identificarem os sistemas de grupos sanguíneos ABO e Rh (Rhesus). Nos anos 1970, apresentavam um risco significativo de transmissão de vírus potencialmente fatais (hepatite B/C, HIV). Desde então, os doadores são testados para anticorpos dos vírus mais comuns.

TEMAS RELACIONADOS
DOAÇÃO DE ÓRGÃOS E TRANSPLANTE
p. 30

CÉLULAS-TRONCO E ENGENHARIA DE TECIDOS
p. 60

DADOS BIOGRÁFICOS
KARL LANDSTEINER
1868-1943
Médico e biologista austro-americano, descobriu os principais grupos sanguíneos e desenvolveu sua classificação moderna

JAN JANSKY
1873-1921
Neurologista, psiquiatra e sorologista tcheco, foi o primeiro a classificar o sangue no sistema ABO

CITAÇÃO
Joanna Matthan

As transfusões de sangue são essenciais para vários procedimentos médicos – determinam-se os quatro tipos sanguíneos pelos antígenos presentes ou ausentes no glóbulo vermelho.

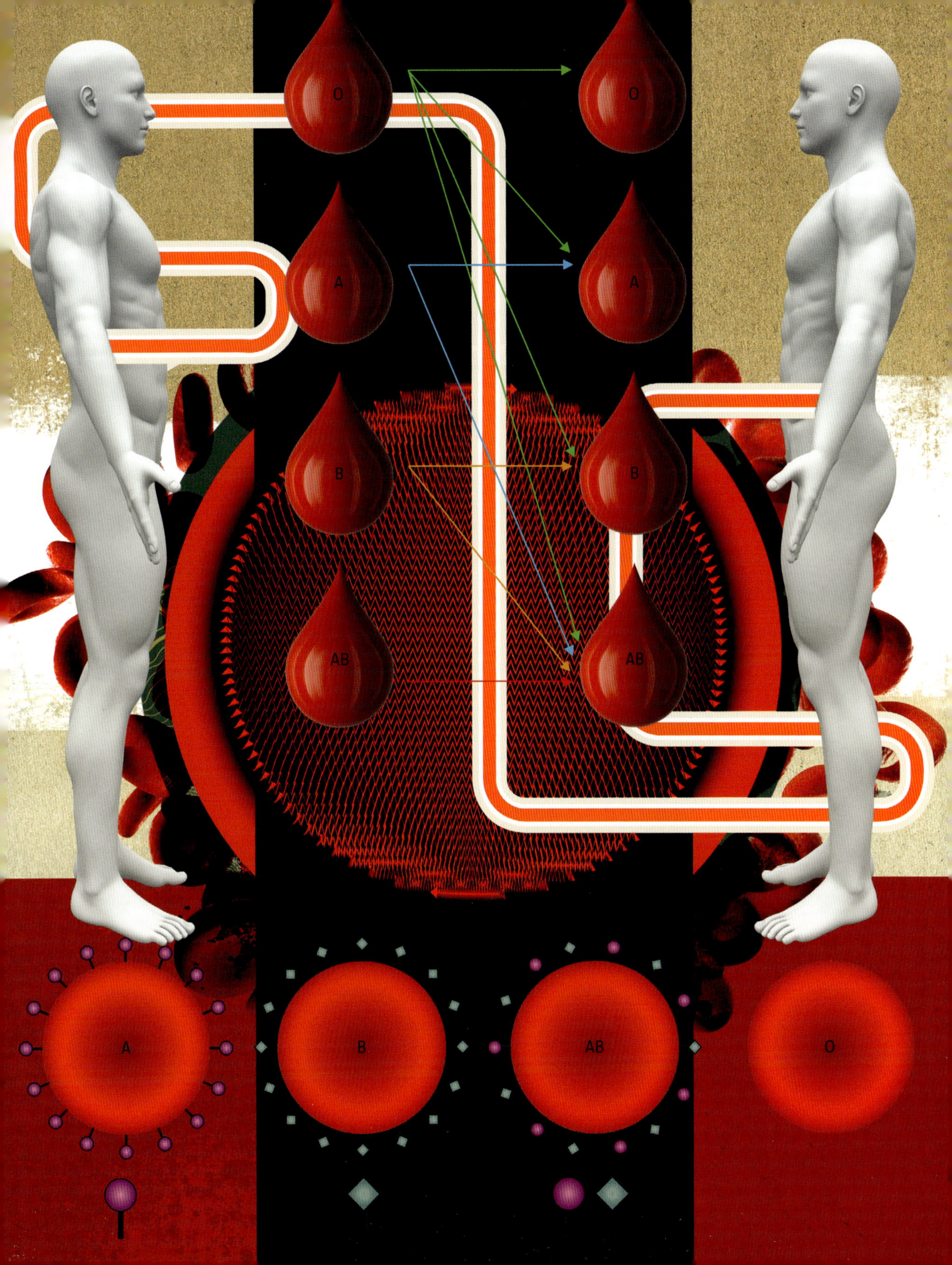

O
O
A
A
B
B
AB
AB
A
B
AB
O

LOBOTOMIA E ELETROCONVULSO-TERAPIA (ECT)

A secção da ligação entre os lobos frontais e o restante do cérebro, conhecida como lobotomia, foi realizada pela primeira vez nos anos 1930. Como se pensava que os pacientes com perturbações mentais tivessem circuitos fixos dentro do cérebro, imaginava-se que cortando a ligação fosse possível mudar seu comportamento. Eram feitos dois furos no topo ou nas laterais do crânio e um leucótomo (instrumento afiado) era introduzido no cérebro e arrastado de um lado ao outro entre os lobos frontais (a parte da frente do cérebro) e o restante do órgão. Esse procedimento psicocirúrgico encontrou espaço na psiquiatria dominante e foi usado para tratar distúrbios compulsivos, depressão, mania e esquizofrenia. Realizavam-se milhares de operações por ano, mas a lobotomia caiu em desuso nos anos 1950 por seus resultados precários e debilitantes. A eletroconvulsoterapia (ECT, eletrochoque) ainda é empregada para tratar doenças mentais difíceis, como depressão grave. Foi introduzida por dois médicos italianos em 1938. Para o procedimento, passa-se uma corrente elétrica alternada pelas têmporas por meio de eletrodos, o que leva à inconsciência imediata e à convulsão. Segue-se certa perda de memória, e a aplicação é feita por algumas semanas. Após o descobrimento de medicamentos calmantes, seu uso diminuiu.

PRESCRIÇÃO
A lobotomia e a ECT eram largamente usadas para doenças psiquiátricas incuráveis em uma época em que não havia medicação para controlá-las.

TRATAMENTO
A conscientização da opinião pública dos efeitos negativos da ECT e da lobotomia ocorreu graças ao livro *Um estranho no ninho* (1962), de Ken Kesey. O personagem principal (que fingia insanidade) é lobotomizado e deixado em estado vegetativo. O livro e sua posterior adaptação para o cinema em 1975 conquistaram a imaginação do público, e ambos os procedimentos foram duramente criticados e caíram em declínio. Mesmo no auge de sua popularidade, o uso de lobotomia e ECT contava com a oposição de muitos psiquiatras e psicoterapeutas.

TEMAS RELACIONADOS
ANESTESIA E CIRURGIA
p. 80

PSICOTERAPIA
p. 86

DADOS BIOGRÁFICOS
GOTTLIEB BURCKHARDT
1836-1907
Médico e psiquiatra suíço que realizou a primeira operação psicocirúrgica

EGAS MONIZ
1874-1955
Neurologista português, cofundador da moderna psicocirurgia, inventor da lobotomia

WALTER JACKSON FREEMAN II
1895-1972
Realizou a primeira lobotomia nos Estados Unidos. Seu método "picador de gelo" permitiu acesso rápido ao cérebro pela parte de trás das órbitas

CITAÇÃO
Joanna Matthan

Hoje suplantadas por medicamentos, a lobotomia e a ECT eram os principais tratamentos para distúrbios mentais.

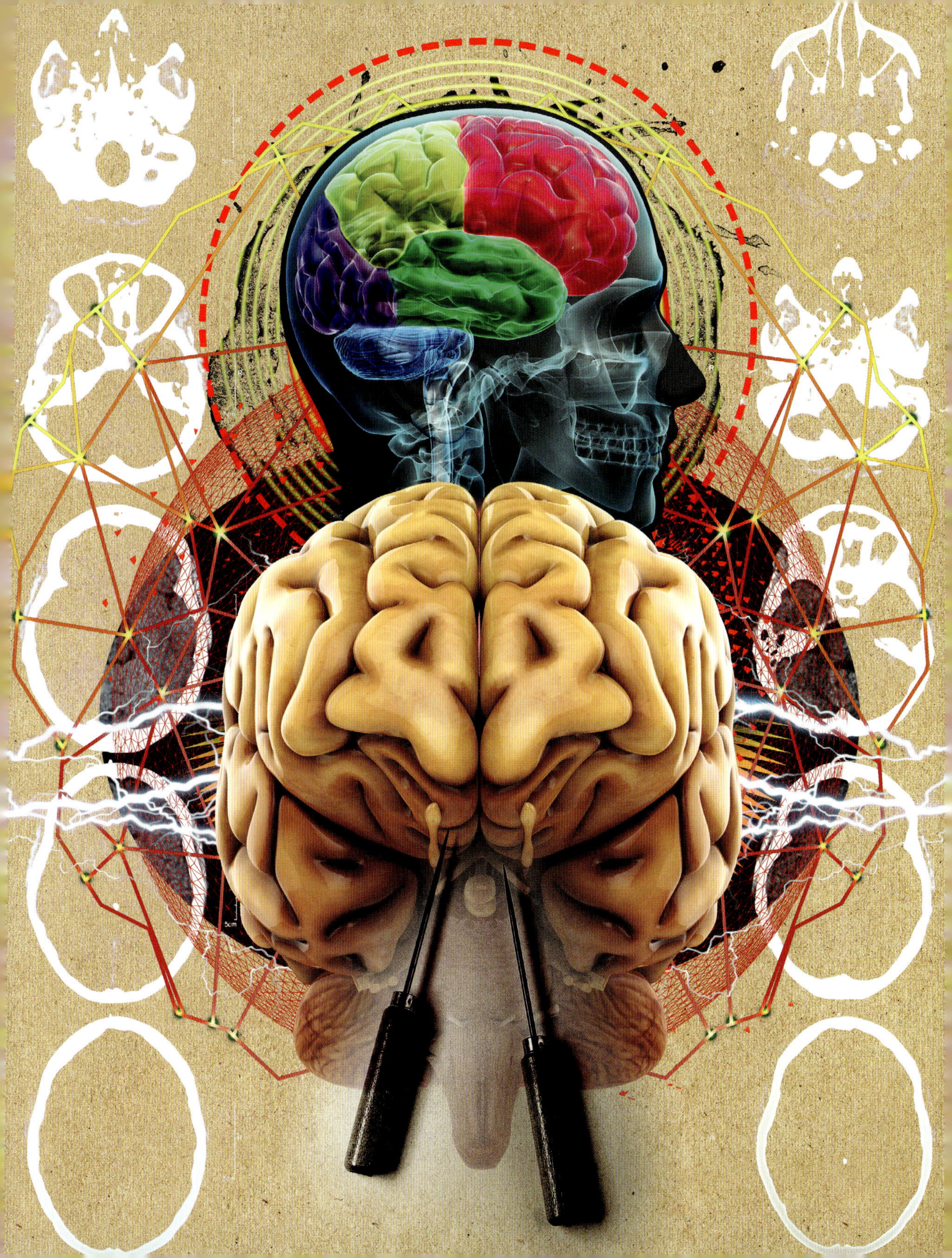

PSICOTERAPIA

O termo "psicoterapia" abrange um conjunto de métodos de aconselhamento com o objetivo de tratar distúrbios emocionais, psicológicos e comportamentais. O terapeuta estabelece um relacionamento seguro e íntimo com a pessoa (ou grupo) que necessita de terapia, a fim de identificar, alterar e eliminar os sintomas perturbadores, favorecendo o bem-estar. Podem-se prescrever medicações psicotrópicas, mas a reação às palavras do terapeuta origina a verdadeira mudança. Entre os métodos psicoterapêuticos estão a exploração de problemas, o suporte emocional e as terapias comportamentais, as quais visam tratar posturas desafiadoras e estados emocionais usando contramedidas baseadas nas teorias de Pavlov e B. F. Skinner sobre condicionamento, assim como a teoria de aprendizagem social de Albert Bandura. Acreditava-se antigamente que espíritos malignos eram a causa do sofrimento psicológico, tratado então por padres e curandeiros. Nos anos 1800, Franz Anton Mesmer demonstrou que os sintomas perturbadores desapareciam quando o paciente estava em transe, e assim começou a tentativa de compreender cientificamente a mente humana. Sigmund Freud e Josef Breuer observaram a ligação entre experiências infantis traumáticas e o desenvolvimento posterior de doença mental. A psicanálise de Freud incorporou o método de "cura pela conversa", que influenciou enormemente a psicoterapia moderna.

PRESCRIÇÃO
A psicoterapia (aconselhamento) é uma das terapias de conversa usadas para tratar pessoas com distúrbios emocionais, psicológicos e comportamentais.

TRATAMENTO
O trabalho dos primeiros psicanalistas influenciou a psicoterapia e a psicologia, e se infiltrou também na literatura e nas artes. Sigmund Freud popularizou os termos "inconsciente", "consciente" e "consciência" por meio de sua teoria da realidade psicológica (id, ego e superego). Palavras de seus textos deslizaram para nosso vocabulário cotidiano, como neurótico, negação, libido, catártico, anal, repressão e ato falho; nossas ideias sobre distúrbios de sexualidade e personalidade decorreram de seu trabalho.

TEMA RELACIONADO
XAMÃS E CURANDEIROS
p. 14

DADOS BIOGRÁFICOS
IVAN PAVLOV
1849-1936
Fisiologista russo e ganhador do Prêmio Nobel, mais conhecido por seu trabalho sobre condicionamento e o conceito de reflexos condicionados que demonstrou na salivação de cachorros

SIGMUND FREUD
1856-1939
Neurologista austríaco e fundador da psicanálise; possivelmente quem mais contribuiu para a exploração dos segredos da mente humana

ALBERT BANDURA
1925-
Psicólogo canadense naturalizado americano, escreveu a teoria da aprendizagem, base da psicoterapia moderna

CITAÇÃO
Joanna Matthan

A psicoterapia moderna ainda é influenciada pelas pesquisas e teorias de Freud e Pavlov.

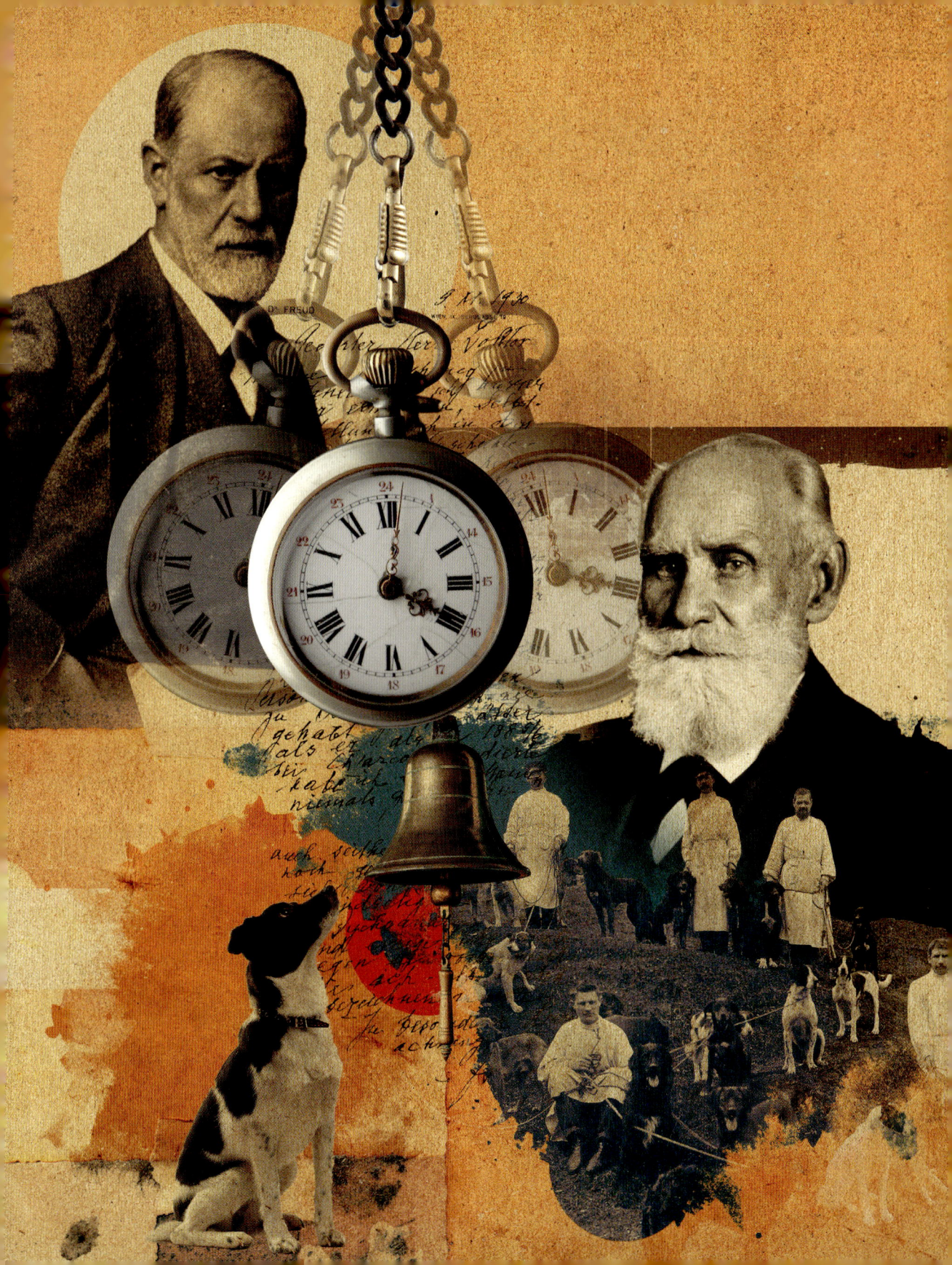

DOENÇAS

DOENÇAS
GLOSSÁRIO

açúcar no sangue A concentração de glicose no sangue. Glicose é o açúcar que vem dos alimentos que comemos e também é formada e armazenada no corpo. Principal fonte de energia para as células do corpo, é carregada para cada uma delas pela corrente sanguínea.

aneurisma Dilatação excessiva na parede de uma artéria. É causada pela fragilidade da parede do vaso sanguíneo, normalmente onde ele se ramifica.

antibióticos Medicamentos usados para tratar ou prevenir infecções bacterianas.

artéria Vaso sanguíneo que leva o sangue com alto conteúdo de oxigênio do coração para o restante do corpo.

derrame Problema médico grave que ocorre quando o fornecimento de sangue para uma parte do cérebro é interrompido. Pode ser causado por um coágulo que bloqueia um vaso no cérebro ou quando um vaso se rompe.

doença endêmica Refere-se à presença constante de doenças ou agentes infecciosos em determinada área geográfica ou grupo populacional.

fisioterapia Ciência da saúde que ajuda a restaurar o movimento e a função quando alguém sofre uma lesão, doença ou incapacitação. Entre as técnicas usadas estão movimentação e exercícios, terapia manual, reeducação e aconselhamento.

geneterapia Técnica experimental que usa genes para tratar ou prevenir doenças. Existem três mecanismos principais:
1 Substituir o gene defeituoso (alterado permanentemente) causador da doença por uma cópia saudável;
2 Desativar, ou retirar, um gene alterado que está funcionando mal; e
3 Introduzir um gene novo no corpo para ajudar a combater a doença.

protozoários Organismos unicelulares com comportamentos semelhantes aos dos animais, como motilidade e predação.

sistema imunológico Sistema do corpo que protege contra doenças. O sistema imunológico detecta uma grande variedade de agentes, como vírus e bactérias, que poderiam prejudicar o corpo e procura eliminá-los.

sistema nervoso central O sistema nervoso central (SNC) é a parte do sistema nervoso formada pelo cérebro e pela medula espinhal.

vasos linfáticos Estruturas com paredes finas e válvulas que carregam a linfa pelo corpo.

vírus Agente biológico que se reproduz dentro das células de hospedeiros vivos. Em uma velocidade extraordinária, as células infectadas do hospedeiro são forçadas a produzir milhares de cópias idênticas do vírus original. A replicação do vírus pode deixar o hospedeiro doente, como uma pessoa com resfriado ou gripe.

MALÁRIA

Entre as doenças que afetam a humanidade, a malária é a que teve um dos maiores impactos. Alguns pesquisadores avaliam que ela teria provocado a morte de até metade de todos os homens que já viveram, e permanece como uma das maiores ameaças à saúde, com cerca de 200 milhões de casos e 600 mil mortes por ano. A malária é causada por cinco espécies do protozoário *Plasmodium*, que passa parte de seu ciclo de vida em mosquitos do gênero *Anopheles*. A contaminação ocorre quando um mosquito infectado pica uma pessoa para se alimentar com sangue. Os sintomas normalmente começam de uma a duas semanas depois e incluem febre, dor de cabeça, vômito e icterícia. Em casos graves, a malária pode provocar convulsões, coma ou morte. Mesmo vários meses após um tratamento aparentemente bem-sucedido, os pacientes podem sofrer a recorrência dos sintomas. Historicamente, a malária era tratada com quinino, substância extraída da casca da quina, mas o tratamento-padrão atual é com artemisininas, componentes isolados da planta artemísia, combinadas com outros antimaláricos. Apesar de muita pesquisa, ainda não existe uma vacina, e a malária continua endêmica em mais de cem países em regiões tropicais e subtropicais do mundo.

PRESCRIÇÃO
A malária é uma doença infecciosa causada por um protozoário parasita e transmitida por mosquitos, provocando meio milhão de mortes por ano.

TRATAMENTO
Pelo nível elevado de mortalidade que causa, a malária tem sido apontada como uma das maiores pressões seletivas na evolução humana nos tempos modernos. Inúmeras doenças geneticamente transmitidas persistem em altas proporções na população de áreas onde há malária, porque ser portador dessas doenças proporciona um grau de resistência à malária. Entre elas estão a anemia falciforme e a talassemia.

DADOS BIOGRÁFICOS

CHARLES LOUIS ALPHONSE LAVERAN
1845-1922
Médico francês, descobriu que a malária era provocada por um protozoário parasita, na primeira vez em que protozoários foram mostrados como causa de doença

RONALD ROSS
1857-1932
Médico inglês, provou que a malária era transmitida por mosquitos. Recebeu o Prêmio Nobel de Fisiologia ou Medicina em 1902

TU YOUYOU
1930-
Médica e cientista chinesa, extraiu a artemisinina, usada para tratar a malária, da *Artemisia annua*. Recebeu o Prêmio Nobel de Fisiologia ou Medicina em 2015

CITAÇÃO
Philip Cox

A malária é uma doença altamente infecciosa disseminada por mosquitos. Tem presença generalizada em áreas tropicais e subtropicais.

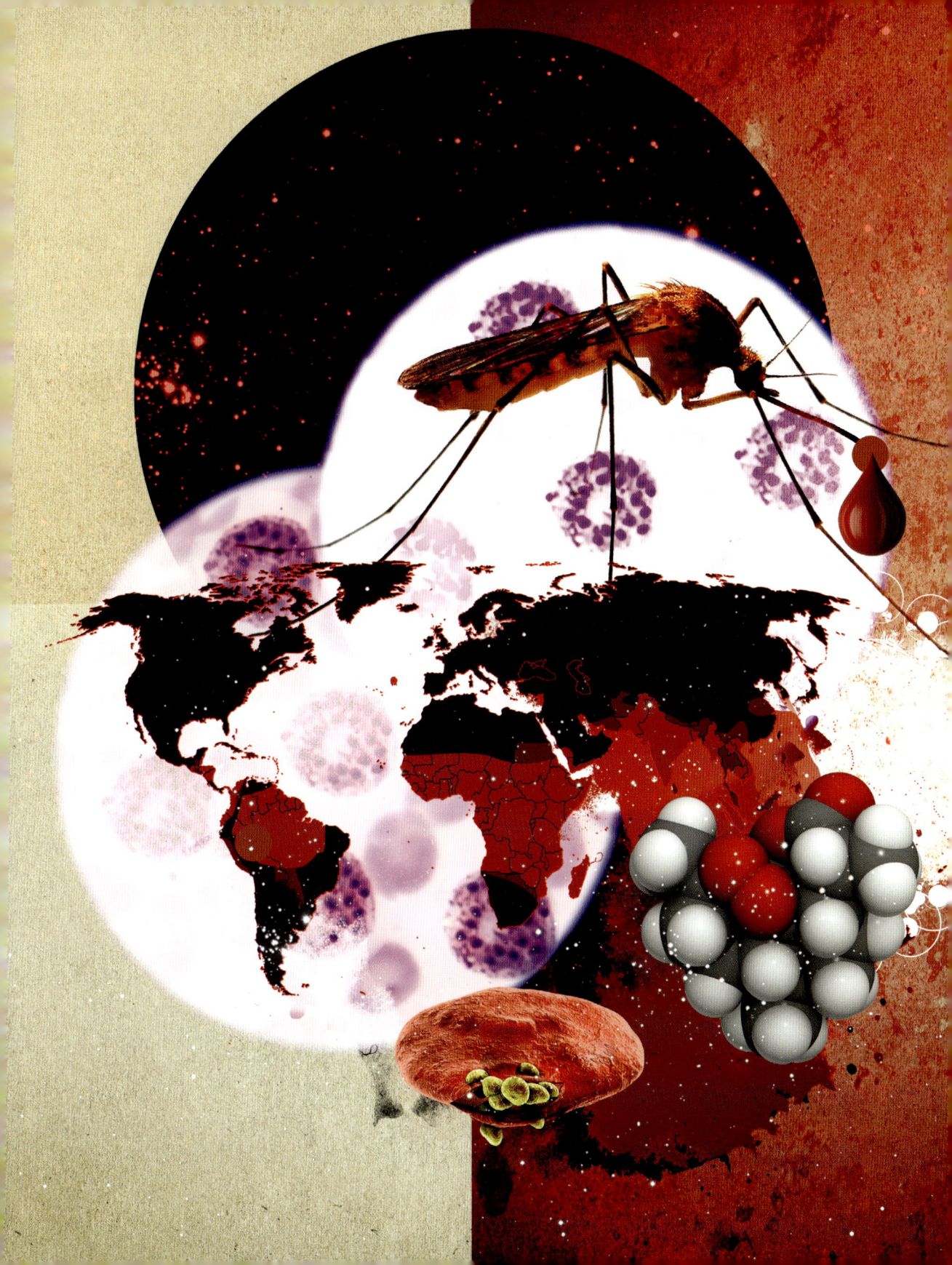

DEMÊNCIA

A demência atinge partes do
cérebro responsáveis pela linguagem, pela memória e pela tomada de decisão, produzindo mudanças devastadoras na personalidade dos portadores. Geralmente irreversíveis, em sua maioria os casos de demência – apesar de terem sido estabelecidas ligações com o abuso de álcool e drogas – são causados por doenças. O mal de Alzheimer é a mais comum delas e promove a formação de placas por acúmulo de proteínas no cérebro, que resultam na perda de ligação entre as células nervosas, levando finalmente à morte do tecido cerebral. Há outras categorias, como a demência vascular, provocada pela redução de fornecimento de sangue ao cérebro em razão de doenças nos vasos sanguíneos. Ela subdivide-se em muitos tipos, mas o derrame é uma causa comum. Já a demência com corpos de Lewy ocorre por depósitos de proteínas anormais chamadas corpos de Lewy dentro de células cerebrais em áreas responsáveis por funções como memória e movimentos musculares. Em geral, a demência não é curável. Chega o momento em que os pacientes precisam de auxílio nas atividades diárias e exigem cuidados vinte e quatro horas por dia. Prescrevem-se medicamentos para tentar retardar a progressão da doença e ajudar os pacientes a permanecer independentes pelo maior tempo possível.

PRESCRIÇÃO
A demência apresenta sintomas como perda de memória e dificuldades com agilidade mental, rapidez de pensamento, solução de problemas, compreensão e linguagem.

TRATAMENTO
O abuso do álcool pode resultar em demência ou outras síndromes, como a de Korsakoff, em que os pacientes apresentam sintomas semelhantes à demência, como a perda de memória de curto prazo. A demência relacionada com álcool é causada por dano neurológico que afeta a função cerebral.

DADOS BIOGRÁFICOS
ALOYSIUS 'ALOIS' ALZHEIMER
1864-1915
Psiquiatra e neuropatologista alemão. Foi o primeiro a descrever a grave perda de memória de sua paciente Auguste Deter, no que posteriormente ficou conhecido como mal de Alzheimer

CITAÇÃO
Gabrielle M. Finn

O mal de Alzheimer e outras formas de demência afetam partes do cérebro que governam a linguagem, a memória e a tomada de decisão, levando a um longo declínio das funções do paciente.

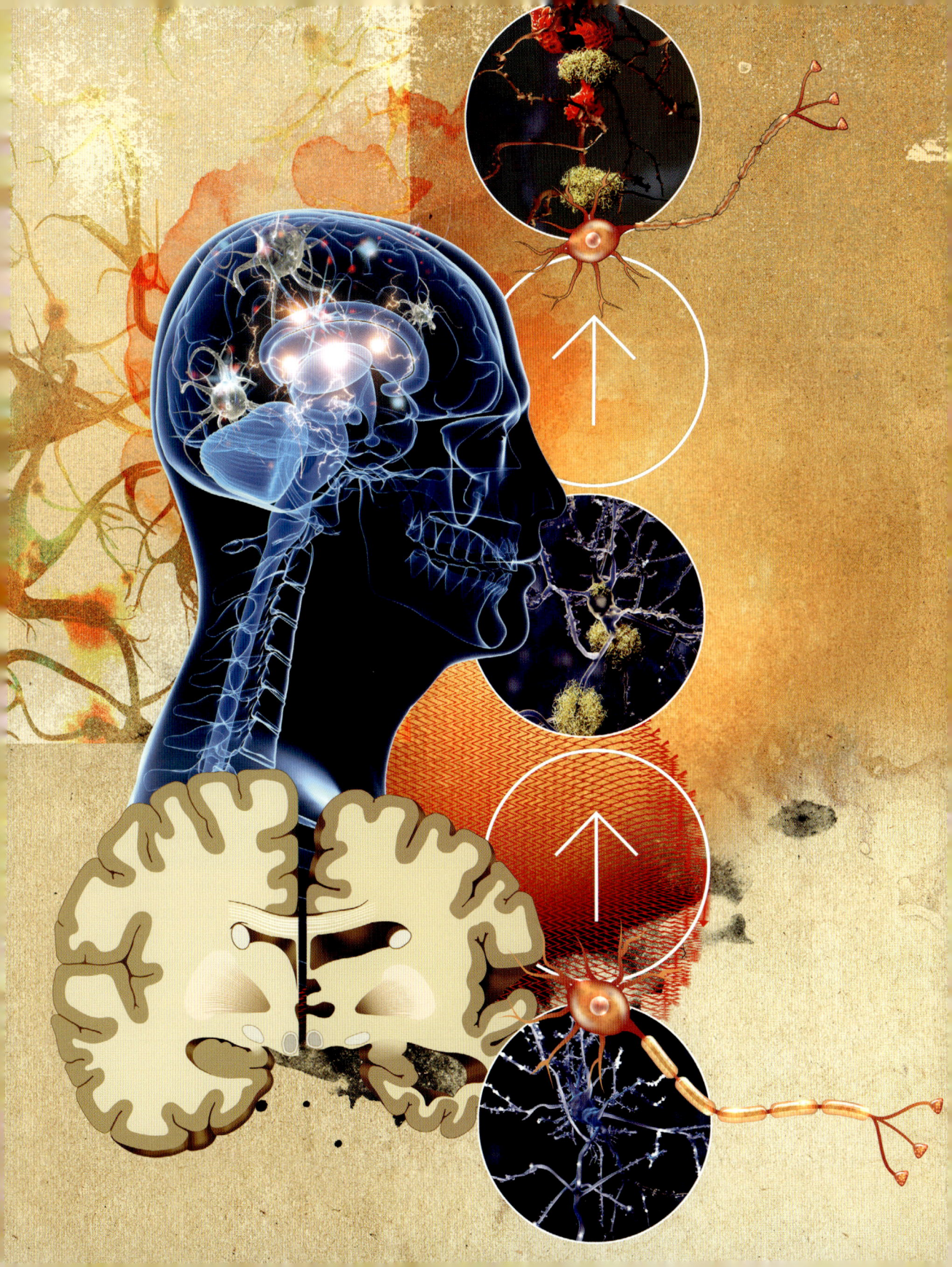

DIABETES MELLITUS

O açúcar no sangue é controlado pela insulina, hormônio secretado pelo pâncreas. O alimento digerido entra na corrente sanguínea como glicose, a insulina move a glicose do sangue para as células, onde ela é quebrada para produzir energia. Os diabéticos não quebram a glicose por ausência de insulina ou células não reagentes a ela. Pacientes com diabetes têm níveis altos de açúcar no sangue (hiperglicemia), que podem causar danos graves aos órgãos. Entre os sintomas comuns estão sede, urinação frequente, confusão e perda de peso. Se um diabético estiver com excesso de insulina ou sem açúcar suficiente, os níveis de açúcar no sangue podem cair perigosamente – na chamada hipoglicemia. Se ficarem muito baixos, levam ao coma. Há tipos diferentes de diabetes. O tipo 1, que se instala cedo ou na infância, é autoimune, o que significa que o sistema imunológico ataca e destrói as células que produzem insulina. Os diabéticos do tipo 1 são insulinodependentes. O tipo 2, de ocorrência tardia, é a forma mais comum e com frequência causada por estilo de vida inadequado, incluindo obesidade. No tipo 2, também ocorre a não produção de insulina ou as células não reagem a ela (resistência à insulina). O tipo 2 nem sempre necessita de insulina – alguns casos são controlados apenas com dieta e exercícios. Alguns diabéticos manejam seu tratamento verificando os níveis de glicose e, se estiverem altos, aplicam insulina, se baixos, ingerem açúcar.

PRESCRIÇÃO
Diabete melito, ou simplesmente diabetes, é uma doença em que os níveis de açúcar no sangue (glicose) ficam altos por longos períodos.

TRATAMENTO
Algumas mulheres desenvolvem diabetes durante a gravidez – a diabetes gestacional. Elas não têm diabetes antes da gravidez, e a doença costuma desaparecer após o parto.

TEMA RELACIONADO
INSULINA
p. 140

DADOS BIOGRÁFICOS
FREDERICK BANTING
E CHARLES H. BEST
1891-1941 e 1899-1978
Médico canadense (Banting) e estudante de medicina (Best), descobriram a insulina. Eles a injetaram em um cachorro e verificaram que os níveis de açúcar no sangue baixaram. Banting recebeu o Nobel, mas, controversamente, Best não

CITAÇÃO
Gabrielle M. Finn

A descoberta da insulina por Banting e Best revolucionou o tratamento da diabetes. Produzida no pâncreas, a insulina regula os níveis de glicose no corpo.

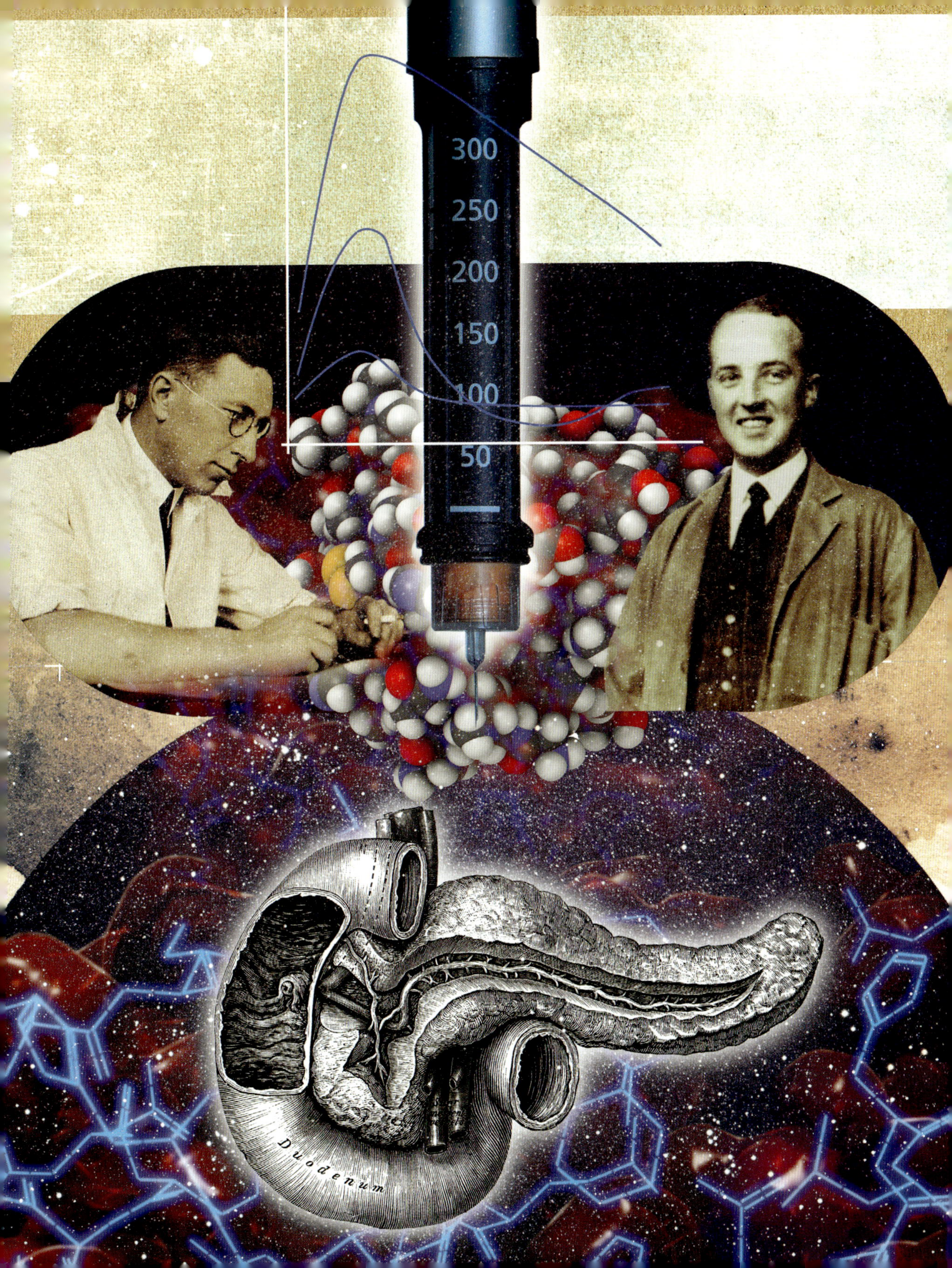
300
250
200
150
100
50
Duodenum

DOENÇA VASCULAR

A doença vascular pode afetar o corpo inteiro. Tipos comuns são doença arterial coronariana (DAC), doença arterial periférica, derrame, aneurisma da aorta, doença carotídea, embolia pulmonar (coágulos de sangue), trombose venosa profunda (TVP) e varizes. A DAC ocorre quando o fluxo de sangue oxigenado para o coração está bloqueado ou reduzido pelo acúmulo de depósitos de gordura (ateroma) nas artérias coronárias – é o que causa a dor no peito conhecida como angina. Se as artérias coronárias ficarem completamente obstruídas, pode ocorrer um ataque cardíaco, o infarto do miocárdio (IM). De forma semelhante, o derrame acontece quando o fluxo de sangue no cérebro fica diminuído. Quanto mais rápido o paciente for tratado, melhor. Existem medicamentos para minimizar o dano às células causado pela falta de sangue oxigenado. Os fatores de risco para doenças vasculares são colesterol alto, hipertensão, falta de atividade física, doenças como diabetes, histórico familiar, fumo e obesidade. Os tratamentos dependem da doença. Mudanças no estilo de vida podem ser eficazes, mas alguns pacientes demandam cirurgia para desobstruir os vasos, e outros podem receber prescrição para uma variedade de medicamentos a fim de aliviar os sintomas. Derrames, ataques do coração, coágulos e aneurismas em casos muito graves ou não tratados com rapidez suficiente levam à morte.

PRESCRIÇÃO
Doenças vasculares abrangem qualquer problema no sistema circulatório causado por inflamação, fragilidade ou acúmulo de depósito de gordura nos vasos.

TRATAMENTO
Aneurismas ocorrem quando a parede de uma artéria enfraquece, permitindo que ela se dilate. O aneurisma de aorta ocorre na grande artéria que sai diretamente do coração. O aneurisma cerebral ocorre nas artérias que fornecem sangue ao cérebro. Ambos podem ser fatais.

TEMAS RELACIONADOS
BYPASS E MARCA-PASSO
p. 34

PROJETO GENOMA HUMANO (PGH)
p. 36

TRANSFUSÃO E DOAÇÃO DE SANGUE
p. 82

ANTICOAGULANTES
p. 148

DADOS BIOGRÁFICOS
ANCEL BENJAMIN KEYS
1904-2004
Cientista americano, descobriu ligações entre dieta e saúde, principalmente que uma dieta rica em gordura pode causar doença cardíaca

CITAÇÃO
Gabrielle M. Finn

A doença vascular é causada por vasos sanguíneos inflamados, debilitados ou obstruídos por depósitos de gordura.

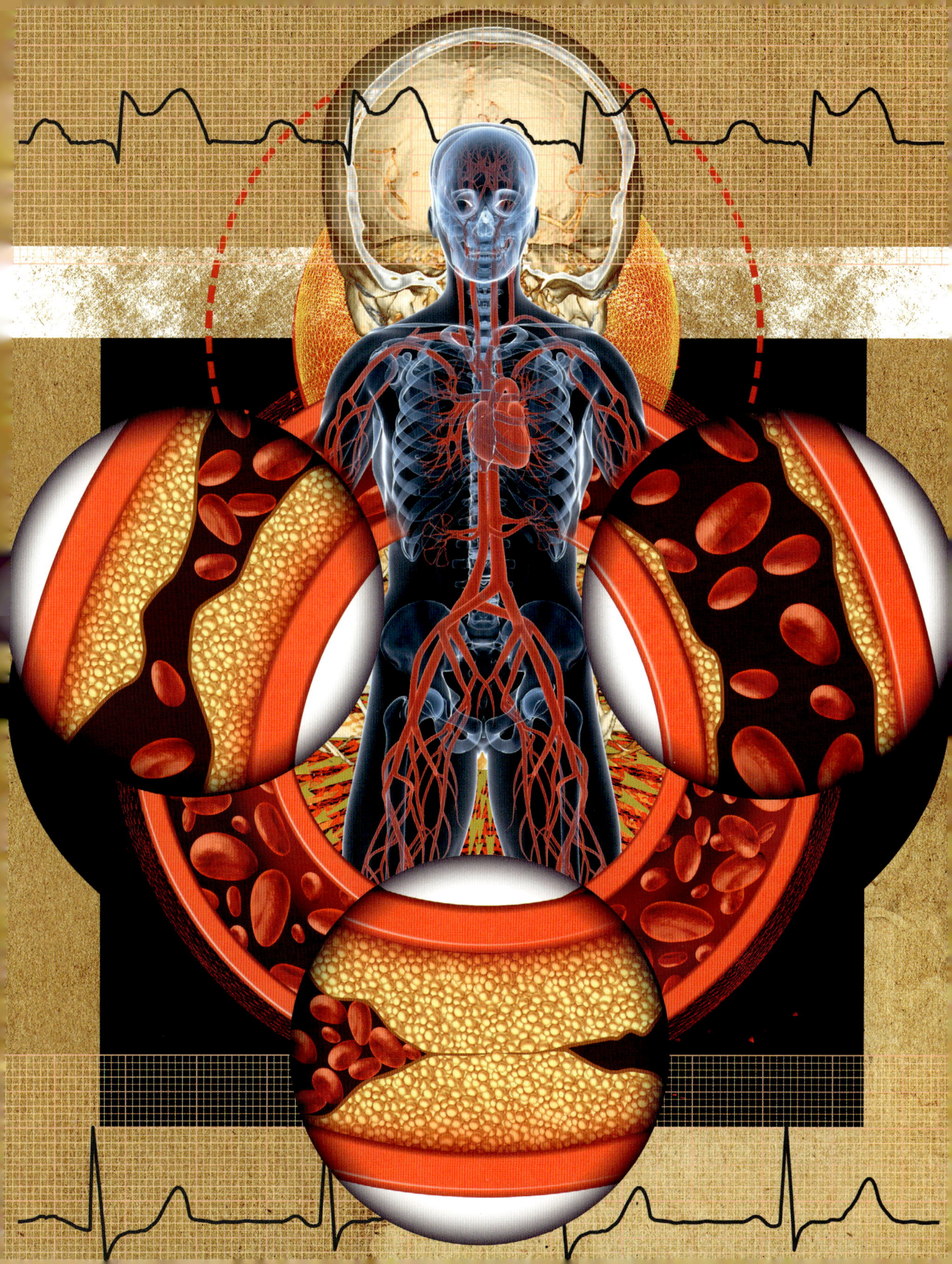

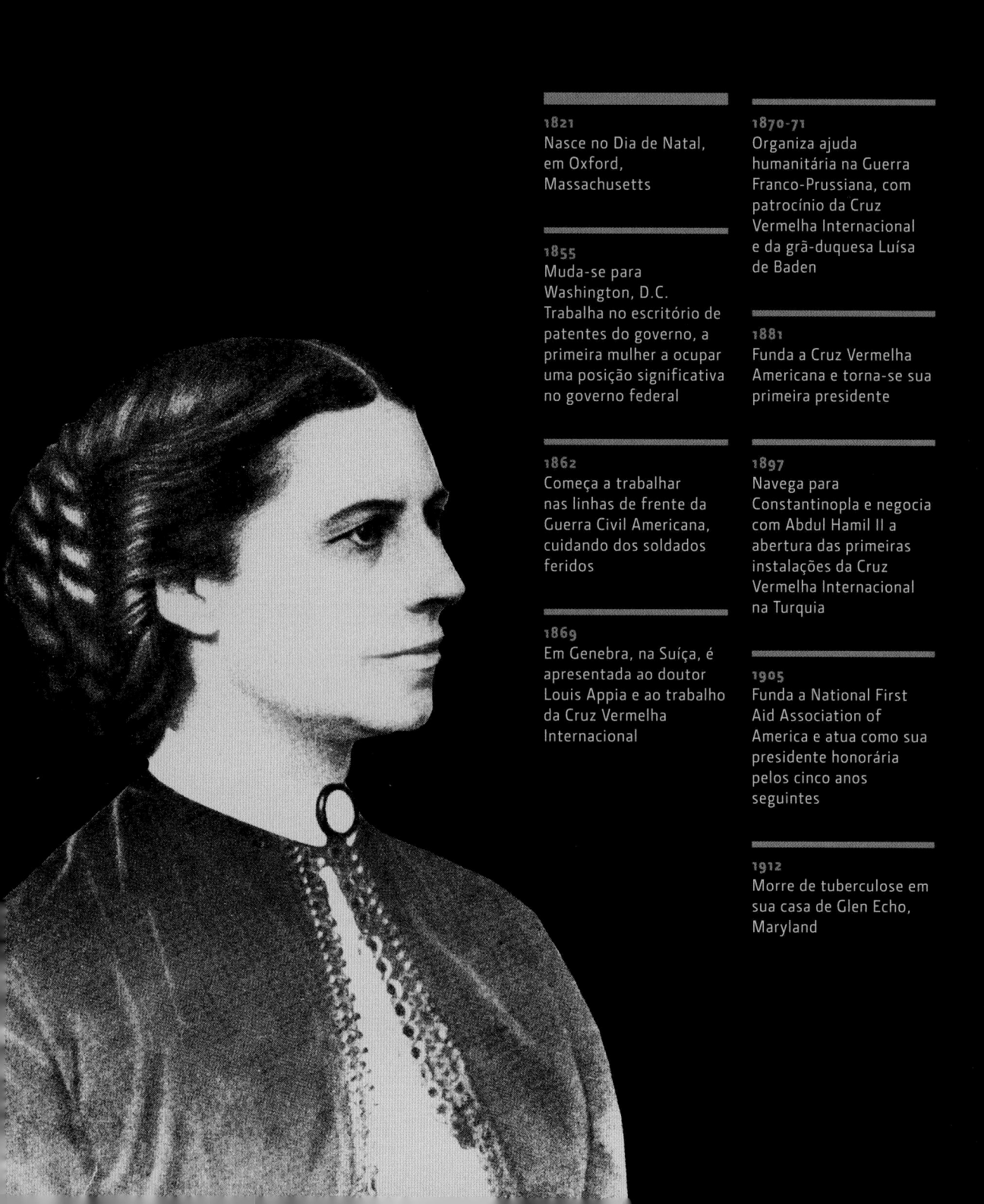

1821
Nasce no Dia de Natal, em Oxford, Massachusetts

1855
Muda-se para Washington, D.C. Trabalha no escritório de patentes do governo, a primeira mulher a ocupar uma posição significativa no governo federal

1862
Começa a trabalhar nas linhas de frente da Guerra Civil Americana, cuidando dos soldados feridos

1869
Em Genebra, na Suíça, é apresentada ao doutor Louis Appia e ao trabalho da Cruz Vermelha Internacional

1870-71
Organiza ajuda humanitária na Guerra Franco-Prussiana, com patrocínio da Cruz Vermelha Internacional e da grã-duquesa Luísa de Baden

1881
Funda a Cruz Vermelha Americana e torna-se sua primeira presidente

1897
Navega para Constantinopla e negocia com Abdul Hamil II a abertura das primeiras instalações da Cruz Vermelha Internacional na Turquia

1905
Funda a National First Aid Association of America e atua como sua presidente honorária pelos cinco anos seguintes

1912
Morre de tuberculose em sua casa de Glen Echo, Maryland

CLARA BARTON

Clara Barton foi uma enfermeira

humanitária que devotou a vida para ajudar pessoas em dificuldade e fundou a Cruz Vermelha Americana. Suas realizações são ainda mais notáveis tendo em vista seu gênero e a época em que viveu.

Nascida em Massachusetts, em 1821, Barton iniciou a carreira como professora, em escolas na Geórgia e no Canadá, antes de abrir a própria escola em Nova Jersey. Entretanto, frustrada pelo fato de o conselho escolar insistir em contratar um homem para dirigir a instituição, deixou de lecionar em 1855 e foi trabalhar no escritório de patentes do governo. Pioneira no feito, foi demitida após dois anos, depois de uma troca de governo. Voltou ao escritório em 1861 e estava em Washington, D.C., quando a Guerra Civil Americana começou.

Inicialmente, Barton ajudou os soldados feridos em Washington, conseguindo alimentos, roupas e suprimento médico. Em 1862, ela enfim obteve permissão de viajar até as linhas de frente para atender os feridos. Por seu trabalho incessante em condições perigosas nos três anos que se seguiram ficou conhecida como "Anjo do Campo de Batalha".

Em 1868, Barton partiu para a Europa por conselho de seu médico. Na Suíça, foi apresentada ao médico Louis Appia e ao trabalho da Cruz Vermelha Internacional. Com o patrocínio da Cruz Vermelha e da grã-duquesa Luísa de Baden, ela organizou um programa de ajuda humanitária para os soldados feridos na Guerra Franco-Prussiana. Ao voltar aos Estados Unidos, começou a reunir apoio para fundar a Cruz Vermelha Americana. Ao argumentar que uma organização assim era necessária para auxiliar vítimas de desastres naturais e não apenas de guerra, conseguiu convencer o presidente Chester Arthur, e a Cruz Vermelha Americana foi fundada em 1881. Embora já tivesse 60 anos, Clara foi eleita sua presidente, papel que desempenhou por mais de duas décadas.

Em 1904, por críticas a seu gerenciamento financeiro e a sua idade, Barton foi forçada a renunciar à presidência da Cruz Vermelha Americana. Ela imediatamente voltou seu olhar para um novo projeto e fundou a National First Aid Association of America no ano seguinte. Passou os últimos em Maryland, onde morreu de tuberculose em sua casa, em 1912, aos 90 anos.

Philip Cox

POLIOMIELITE

Em 1952, os Estados Unidos

experimentaram seu pior surto de epidemia de pólio. Embora se acredite que a poliomielite, doença viral altamente infecciosa, tenha estado presente nas populações humanas há milhares de anos, sua incidência aumentou drasticamente do início do século XX em diante. A maior parte das infecções por poliovírus são assintomáticas, mas em uma minoria o vírus penetra o sistema nervoso central, causando o enfraquecimento muscular e a paralisia, que pode ser fatal quando os músculos respiratórios são atingidos. Na epidemia de 1952, mais de 3 mil pacientes morreram e mais de 21 mil ficaram com algum grau de paralisia. O público americano reconheceu a necessidade urgente de uma vacina contra a pólio e doou milhões de dólares para pesquisas médicas nesse sentido. Enfim, em 1955, com grande reconhecimento público, Jonas Salk anunciou o desenvolvimento de uma vacina com o vírus inativo. Seu uso, combinado à vacina oral com vírus vivo, desenvolvida por Albert Sabin alguns anos depois, levou à quase extinção da poliomielite. A Organização Mundial de Saúde fez da pólio objeto de um programa global de erradicação em 1988, e no momento a doença permanece endêmica em apenas dois países.

PRESCRIÇÃO
A pólio é uma doença infecciosa viral que, nos casos mais graves, pode levar à paralisia e à morte. Vacinas eficazes praticamente a erradicaram.

TRATAMENTO
As epidemias de pólio nos anos 1940 e 1950 tiveram efeitos profundos na medicina e na sociedade. A necessidade de ventiladores mecânicos caros ("pulmões de aço") para pacientes com paralisia respiratória, levou à fundação de centros especializados em respiração, que foram os precursores das unidades de cuidado intensivo. Além disso, o grande número de sobreviventes com alguma forma de paralisia promoveu avanços significativos nos direitos sociais e civis das pessoas incapacitadas.

TEMA RELACIONADO
IMUNIZAÇÃO E VACINAÇÃO
p. 70

DADOS BIOGRÁFICOS
BASIL O'CONNOR
1892-1972
Chefe da Fundação Nacional para Paralisia Infantil, apoiou Jonas Salk durante o desenvolvimento da vacina contra pólio

ALBERT SABIN
1906-1993
Pesquisador médico polonês naturalizado americano, desenvolveu a vacina oral com vírus vivo atenuado. Desenvolveu também vacinas contra a encefalite e a dengue

JONAS SALK
1914-1995
Virologista americano, desenvolveu a primeira vacina contra a pólio. Fundou o Instituto Salk para Estudos Biológicos em 1960

CITAÇÃO
Philip Cox

O poliovírus pode entrar no sistema nervoso central, causando enfraquecimento muscular e paralisia.

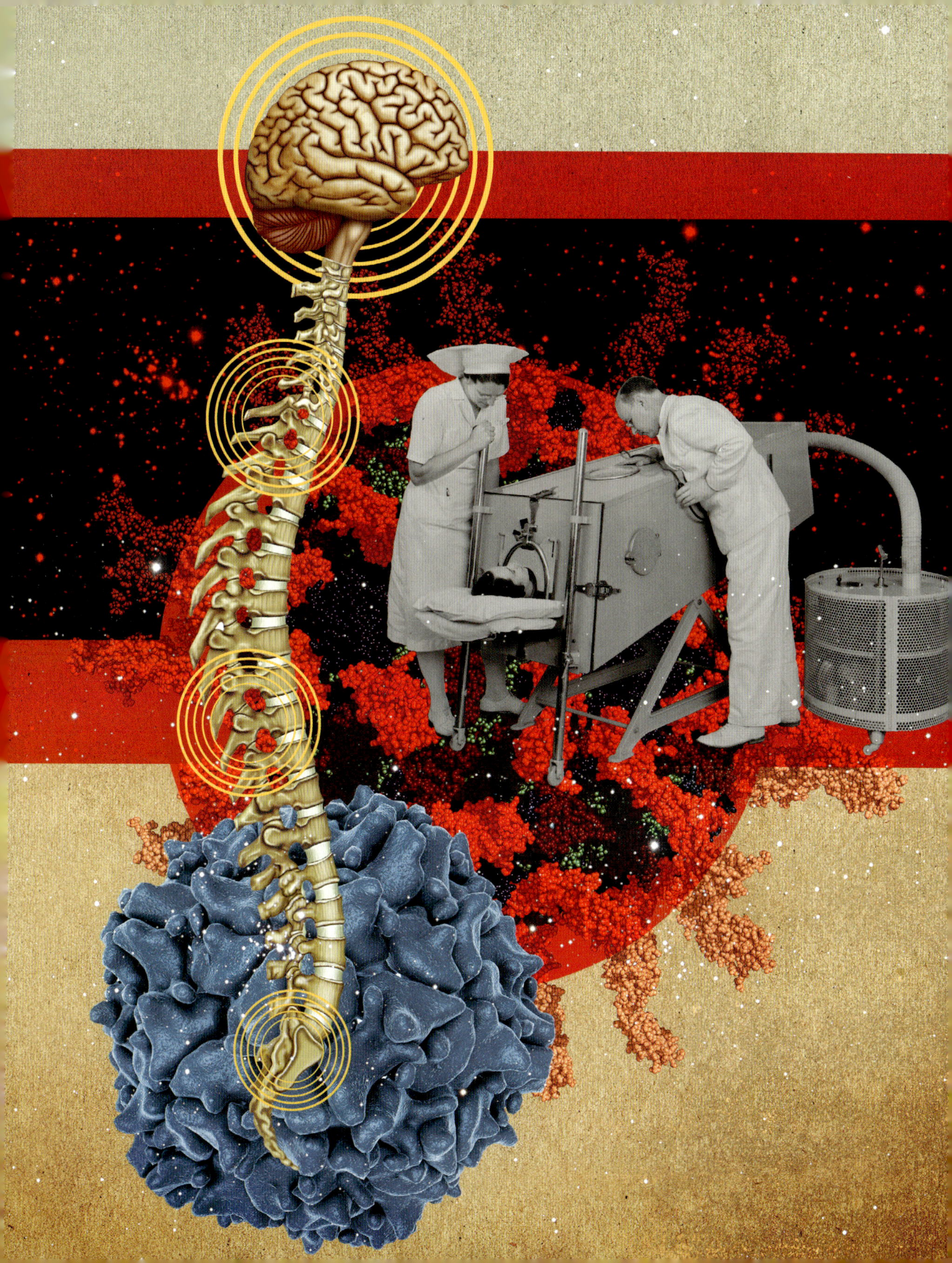

VÍRUS DA IMUNODEFICIÊNCIA HUMANA (HIV)

O HIV é contraído por contato

com o sangue ou determinados fluidos de uma pessoa infectada. O vírus invade o sistema imunológico, provocando danos consideráveis com o passar do tempo, até o corpo se tornar incapaz de combater as infecções. O HIV penetra as células imunes CD4, que são responsáveis pela proteção contra vírus, bactérias e germes. Uma vez dentro delas, o HIV se replica centenas de vezes. Essas cópias então deixam as células CD4, matando-as no processo. Essa sequência continua até as CD4 constituírem um número tão baixo que o sistema imunológico para de funcionar; isso pode levar cerca de dez anos, e o paciente se sentir perfeitamente bem até esse ponto. Os últimos estágios do HIV são conhecidos como Síndrome da Imunodeficiência Adquirida (AIDS), caracterizada por infecções graves, perda de peso e lesões na pele. Sem tratamento, cerca de metade dos portadores de HIV desenvolve AIDS dentro de dez anos. Até hoje não existe cura para o HIV, mas sim tratamentos que ajudam os pacientes a viver mais tempo e evitam que desenvolvam a AIDS. Pode ser dada a profilaxia pós-exposição (PEP) às pessoas dentro de 72 horas da exposição ao vírus, para impedir que o contraiam.

PRESCRIÇÃO
O Vírus da Imunodeficiência (HIV) ataca o sistema imunológico humano, debilitando sua capacidade de lutar contra infecções e doenças.

TRATAMENTO
O HIV é transmitido pelo sangue e por fluidos corporais: leite materno, sêmen, fluidos/mucosas vaginais e retais. É contraído mais comumente por relação sexual sem proteção. Outras formas comuns de contágio são por compartilhamento de agulhas infectadas ou por mãe soropositiva durante gestação, parto ou amamentação. Urina, suor e saliva não contêm vírus suficiente para sua transmissão.

TEMAS RELACIONADOS
PROJETO GENOMA HUMANO (PGH)
p. 36

CONTRACEPÇÃO
p. 74

TRANSFUSÃO E DOAÇÃO DE SANGUE
p. 82

DADOS BIOGRÁFICOS
LUC ANTOINE MONTAGNIER
1932–
Virologista francês, descobriu o Vírus da Imunodeficiência Humana. Recebeu o Nobel de Fisiologia ou Medicina em 2008

CITAÇÃO
Gabrielle M. Finn

O vírus HIV replica-se dentro das células CD4, prejudicando o sistema imunológico do corpo e deixando o paciente vulnerável a futuras doenças e infecções.

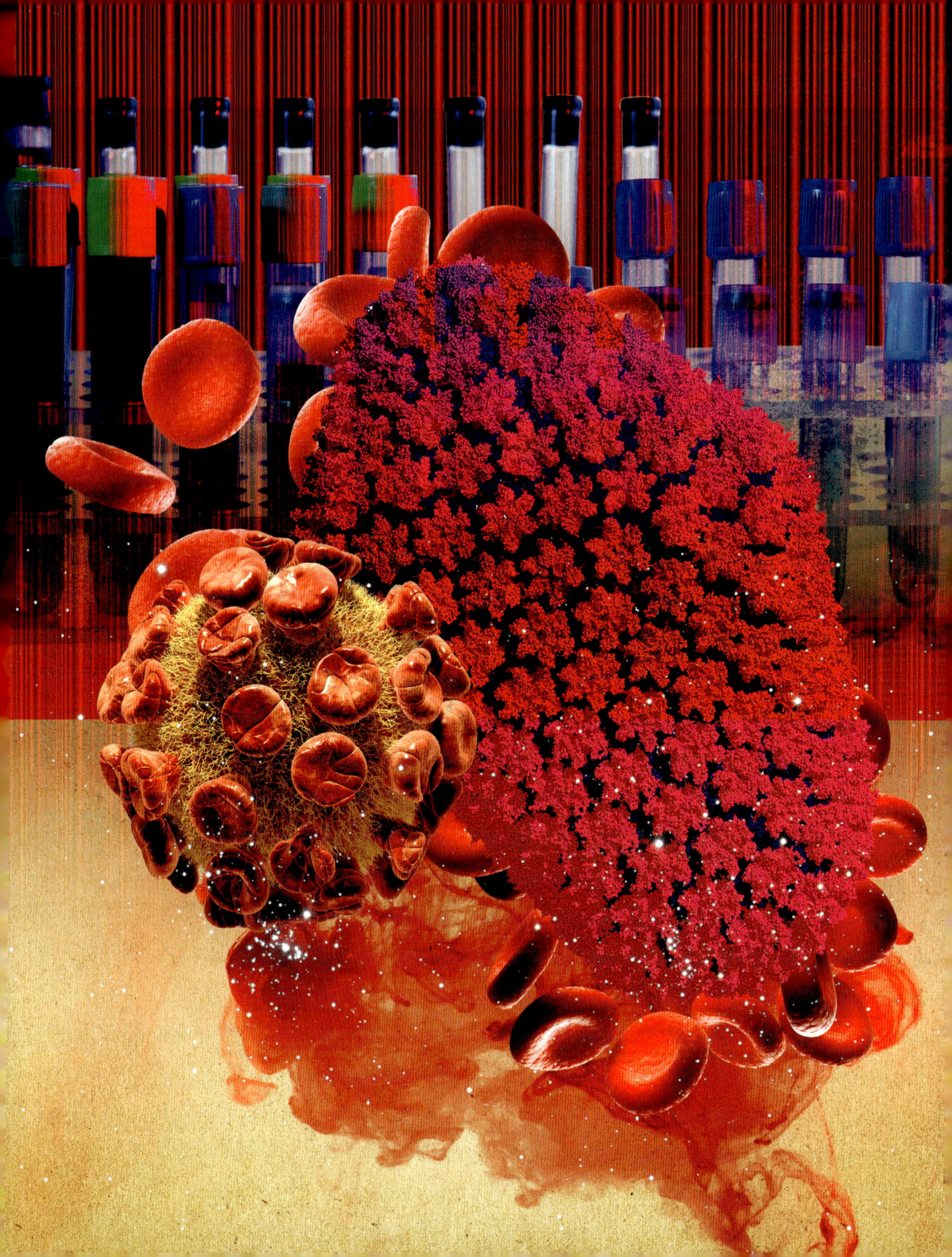

CÂNCER

Existem centenas de tipos de

câncer. Alguns são hereditários, enquanto outros começam quando um gene se modifica ao longo da vida. Nos dois casos, células anormais replicam e invadem os tecidos do corpo. Os cânceres são divididos em grupos de acordo com o tipo de célula da qual se originam: podem ser carcinomas, linfomas, sarcomas, tumores cerebrais e leucemias. Os carcinomas são o tipo mais comum – começam nas células epiteliais encontradas na pele ou nos tecidos que revestem ou cobrem órgãos internos. Os cânceres que começam no sangue ou na medula óssea são chamados de leucemias. Além de mutações inexplicáveis ou fatores genéticos, o câncer também pode ser causado por fatores externos, como exposição a determinados agentes tóxicos chamados carcinógenos, como o tabaco ou a luz ultravioleta (UV); eles não provocam câncer necessariamente, mas a probabilidade do desenvolvimento da doença aumenta quando há exposição repetida. Alguns cânceres podem ser curados com tratamento apropriado; as opções dependem de fatores como saúde e idade do paciente, localização, tamanho e tipo do tumor, e abrangem cirurgia, quimioterapia ou radioterapia. Os tumores podem se localizar em pulmões, cérebro, bexiga, mama, pele, próstata e intestino, entre outros.

PRESCRIÇÃO
O câncer é uma doença em que células anormais se reproduzem sem controle – elas invadem e destroem tecidos saudáveis do corpo.

TRATAMENTO
O câncer começa em uma parte do corpo, chamada de câncer primário, antes de se espalhar pelo processo da metástase – que ocorre quando as células saem de um tumor canceroso e viajam pela corrente sanguínea ou pelos vasos linfáticos para outras áreas do corpo.

TEMAS RELACIONADOS
PROJETO GENOMA HUMANO (PGH)
p. 36

TRATAMENTOS DE CÂNCER
p. 72

RADIOTERAPEUTA
p. 122

DADOS BIOGRÁFICOS
MARIE CURIE
1867-1934
Física e química polonesa, pioneira na pesquisa da radioatividade, útil mais tarde para o tratamento de câncer. Recebeu o Nobel de Química em 1911

CITAÇÃO
Gabrielle M. Finn

As células de câncer se espalham e destroem células saudáveis. A pesquisa de Marie Curie sobre radioatividade mostrou que a radiação podia ser usada para destruir células cancerosas.

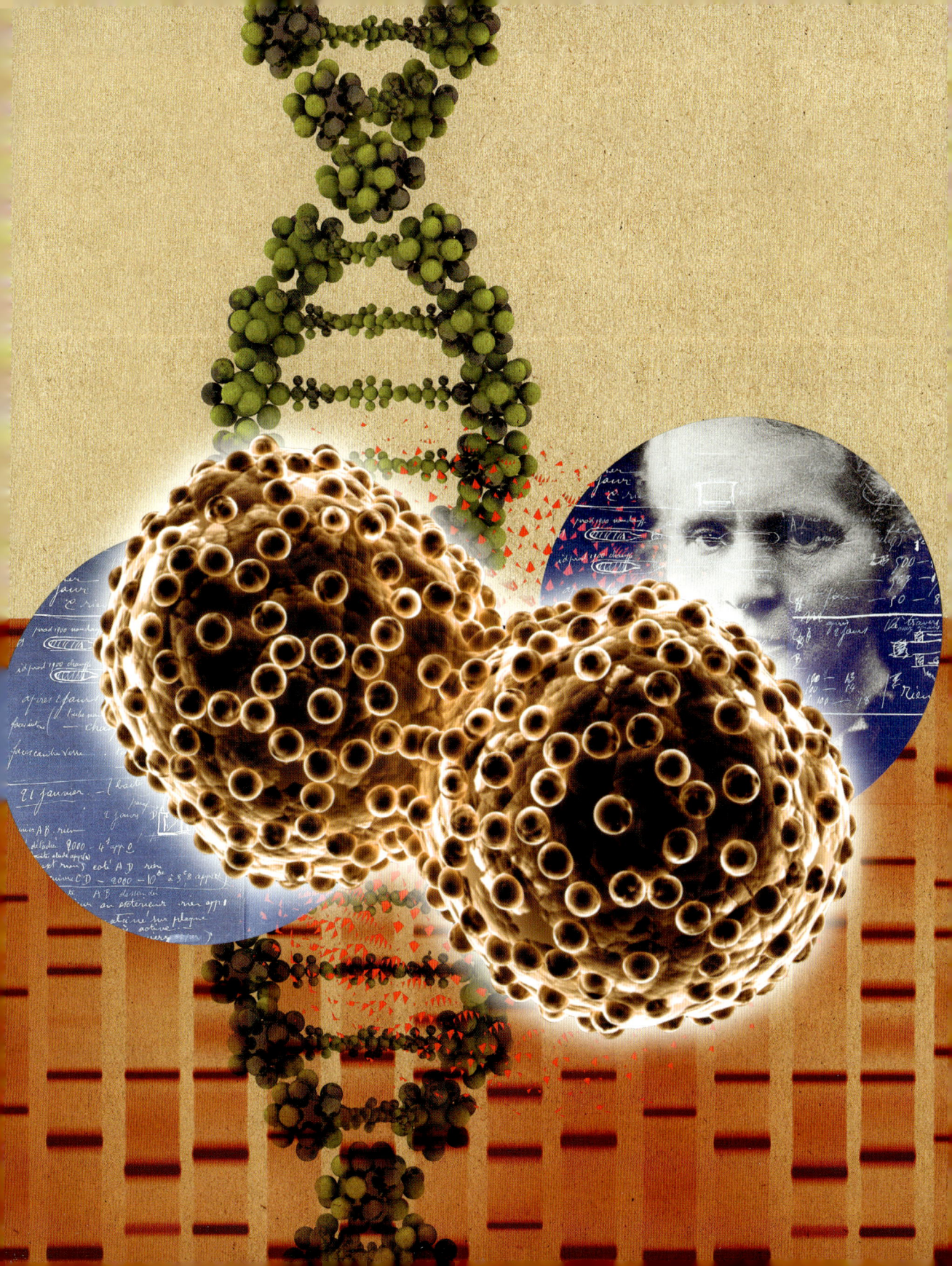

FIBROSE CÍSTICA (FC)

A fibrose cística é hereditária.

Se alguém herda o gene defeituoso de um dos pais, pode se tornar portador, mas se herda o gene defeituoso de ambos os pais, vai sofrer de fibrose cística. Diferentemente de outras doenças, a FC não é transmitida por fluidos corporais. Testes de rastreamento em recém-nascidos estão disponíveis na maioria dos países a fim de identificar aqueles que herdaram a doença – o teste requer uma pequena amostra de sangue, normalmente retirada do calcanhar do bebê. Os sintomas da FC podem diferir muito de um paciente para outro. A doença atinge sistemas do corpo: respiratório, digestório e reprodutor. Nos pulmões e no trato digestório, o defeito genético causa acúmulo de muco espesso que torna a respiração e a digestão muito difíceis. O muco pode reter partículas, levando o paciente a sofrer repetidas infecções. A má nutrição pode levar a ossos quebradiços, e os órgãos reprodutores ficam obstruídos pelo excesso de muco. Não existe cura para a FC, mas a expectativa de vida aumentou significativamente com os tratamentos modernos. São usados antibióticos contra as infecções, enquanto a fisioterapia ajuda a movimentar o muco e evita que se acumule. Alguns pacientes recebem órgãos transplantados para prolongar a vida. Antigamente, a doença provocava a morte já na infância, mas hoje a expectativa de vida avança pela idade adulta.

PRESCRIÇÃO
A fibrose cística é uma doença hereditária (genética) causada por um gene defeituoso, conhecido como gene CFTR, responsável por criar uma proteína que transfere sal e água para fora da célula.

TRATAMENTO
A geneterapia está sendo testada como cura em potencial para a fibrose cística. Pesquisadores têm experimentado a inserção de uma cópia normal do gene CFTR nas células atingidas. Espera-se que isso resulte na produção de CFTR funcional em todas as células-alvo, e assim seja restaurada a funcionalidade do gene e da proteína nos pacientes.

TEMAS RELACIONADOS
DOAÇÃO DE ÓRGÃOS E TRANSPLANTE
p. 30

PROJETO GENOMA HUMANO (PGH)
p. 36

ANTIBIÓTICOS
p. 76

FISIOTERAPEUTA
p. 116

DADOS BIOGRÁFICOS
DOROTHY ANDERSEN
1901-1963
Médica americana, a primeira a descrever a fibrose cística

CITAÇÃO
Gabrielle M. Finn

A fibrose cística é uma doença genética que causa acúmulo de muco espesso nos pulmões e no trato digestório. Se ambos os pais carregam o gene da FC, existe uma chance em quatro de o filho ser afetado.

Indivíduo com fibrose cística

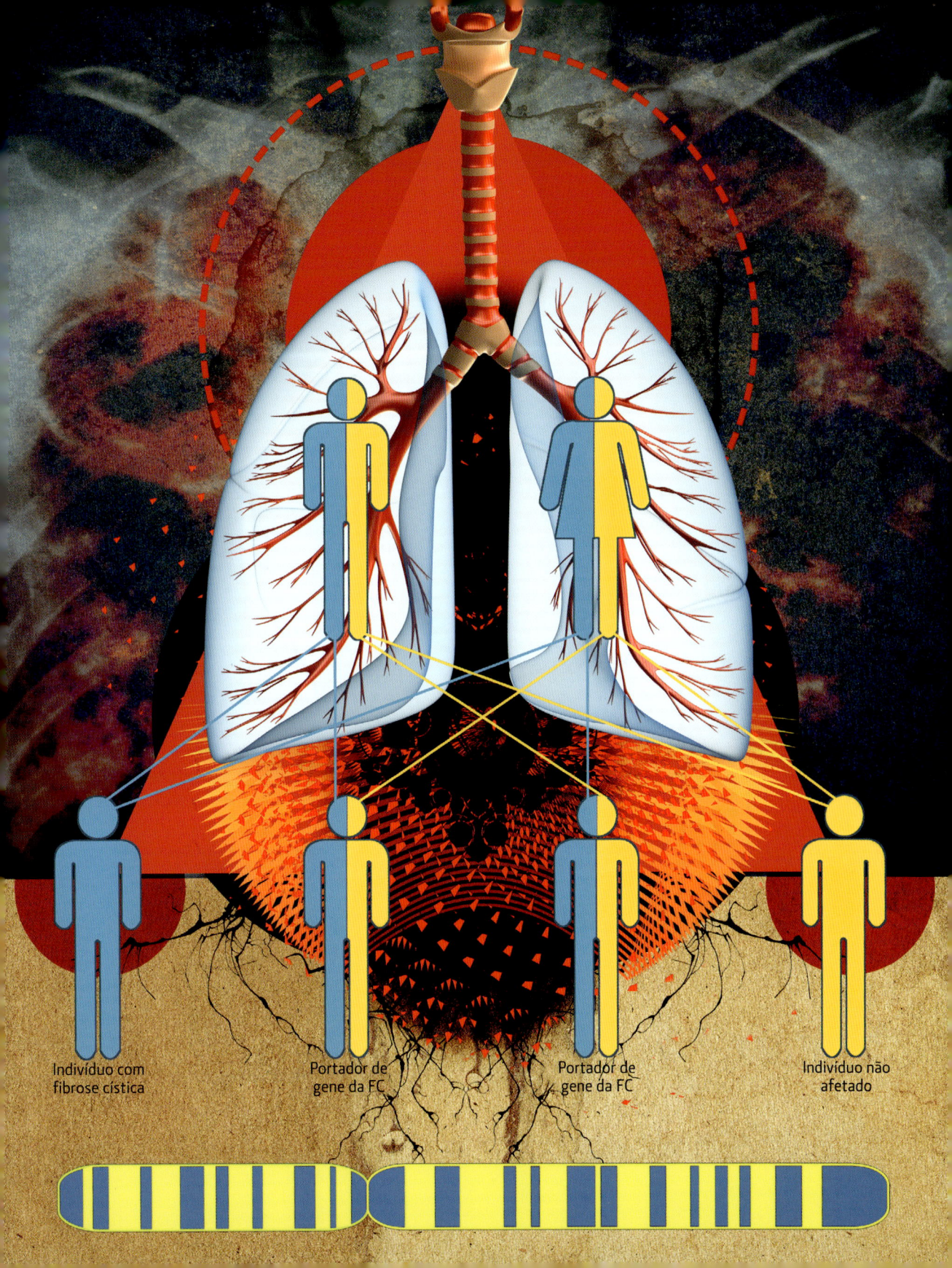

Portador de gene da FC

Portador de gene da FC

Indivíduo não afetado

DOENÇA DO VÍRUS EBOLA

O vírus ebola foi identificado

em 1976. Ele causa uma doença infecciosa frequentemente fatal. É contraído por contato com fluidos corporais (sangue, urina, sêmen etc.) ou órgãos de uma pessoa infectada. Assim que infectados, os pacientes desenvolvem sintomas como febre, dor de cabeça, dor de garganta, profunda fraqueza muscular e dores musculares e articulares, seguidos em geral de vômito, erupção cutânea e diarreia. Muitas vezes há hemorragia, que pode ser interna e externa, ocorrendo no nariz, na boca ou nos olhos, assim como nas fezes. A instalação dos sintomas pode ser repentina e começa entre 2 e 21 dias após a infecção. As pessoas não são contagiosas até desenvolverem os sintomas. O ebola pode ser fatal. A morte é comumente associada com desidratação e pressão arterial baixa pela perda de líquido. Os pacientes por vezes apresentam falência múltipla de órgãos. Pessoas com ebola precisam ficar em isolamento por causa da natureza altamente infecciosa da doença. O tratamento se concentra no gerenciamento de sintomas, por exemplo, reidratação ou cuidados paliativos na fase final da doença. Em 2015, foi testado um tratamento em potencial conhecido como ZMapp. Resultados de pesquisas iniciais com testes em animais apresentaram uma reversão promissora da doença do vírus ebola avançada. Uma vacina preventiva também foi testada no Reino Unido e nos Estados Unidos.

PRESCRIÇÃO
A doença do vírus ebola, febre hemorrágica ebola ou apenas ebola é uma doença transmitida pelo vírus ebola.

TRATAMENTO
O primeiro surto documentado do ebola foi em 1976, no Sudão e no Zaire. Outras eclosões entre 1976 e os dias de hoje se concentraram ao redor da África. O primeiro surto relatado na África ocidental, em março de 2014, causou a morte de pelo menos 11.312 pessoas.

TEMA RELACIONADO
IMUNIZAÇÃO E VACINAÇÃO
p. 70

DADOS BIOGRÁFICOS
PETER PIOT
1949-
Cientista belga, descobriu o ebola em 1976

CITAÇÃO
Gabrielle M. Finn

Já houve vários surtos de ebola na África. O vírus causa uma doença grave e altamente infecciosa.

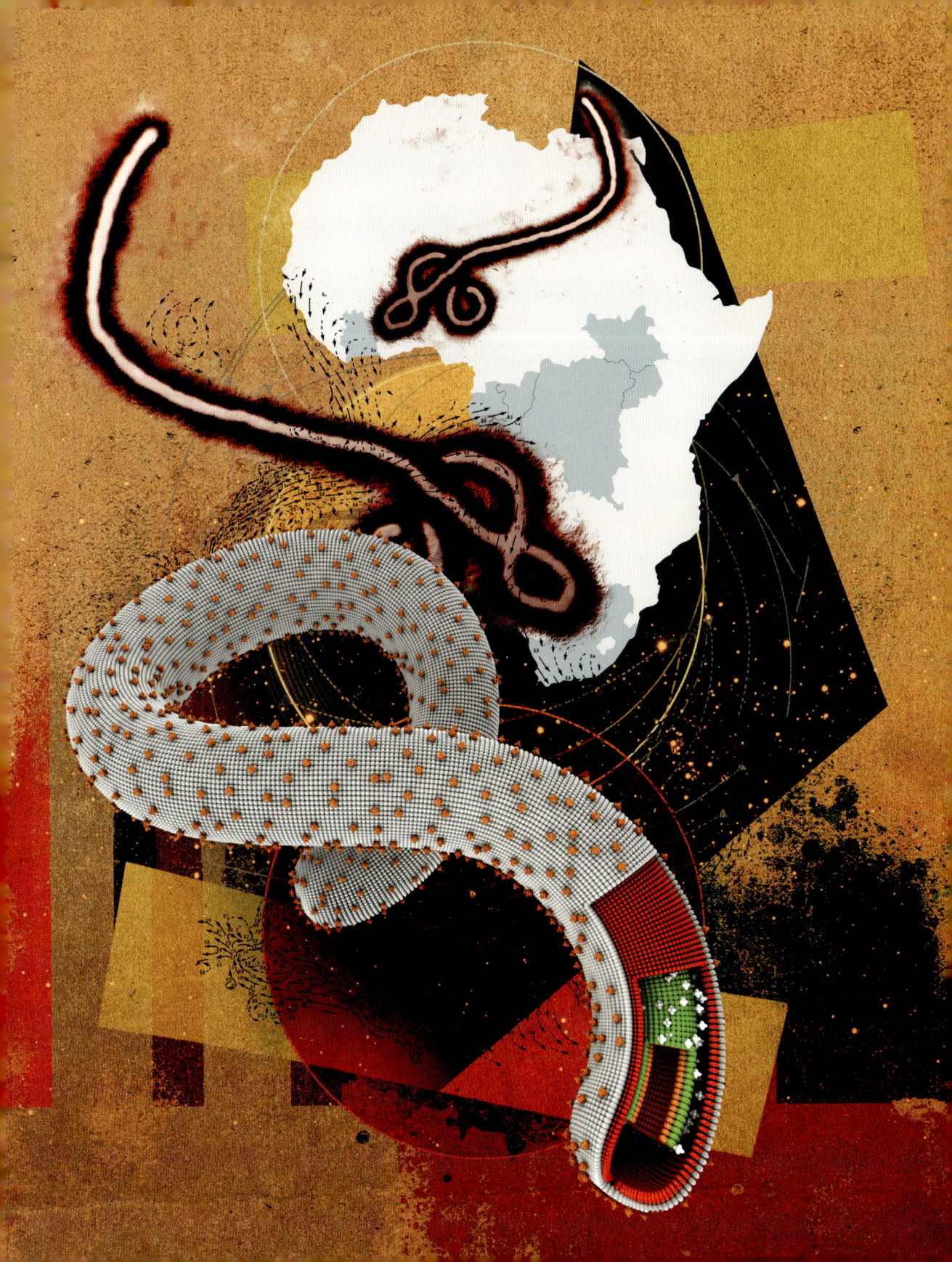

FUNÇÕES NA MEDICINA

FUNÇÕES NA MEDICINA
GLOSSÁRIO

cuidados primários Cuidados de saúde oferecidos à comunidade em uma abordagem inicial feita por um médico, para aconselhamento ou tratamento. Em sua maioria, atuam nessa área médicos de família e clínicos gerais.

fórceps Pinça usada em cirurgia ou em laboratório. Uma versão maior é utilizada para auxiliar a saída da cabeça do bebê durante o parto.

geriátrico Termo ligado a pessoas mais velhas, usado em geral com relação a assistência médica; o geriatra, por exemplo, é o médico especializado em cuidar de idosos.

hidroterapia Uso de água (quente, fria, vapor ou gelo) para aliviar desconforto e melhorar a mobilidade. Normalmente, a hidroterapia é realizada em uma piscina grande. Sintomas de problemas como a artrite podem ser aliviados com hidroterapia.

oncologista Médico que trata câncer. Em geral, o oncologista administra os cuidados e tratamentos para o paciente assim que ele é diagnosticado com a doença.

ortopedia Especialidade médica que trata da preservação, restauração e desenvolvimento de funções do sistema musculoesquelético, membros e coluna vertebral.

pediatria Especialidade médica que lida com os cuidados envolvendo bebês, crianças e adolescentes.

radiação Energia na forma de onda ou partícula que provém de uma fonte e viaja através de algum material ou pelo espaço. Luz, calor e som são tipos de radiação.

tecido mole Tecidos do corpo como tendões, ligamentos, pele, gordura, tecido conjuntivo, músculos, nervos e vasos sanguíneos.

tecnólogo em saúde Responsável por manter, monitorar e operar quaisquer instrumentos utilizados no setor hospitalar para tratar e diagnosticar pacientes.

terapia manual Uso de movimentos manuais especializados para manipular tecidos do corpo a fim de restaurar movimentos, aliviar a dor, melhorar a saúde em geral ou induzir o relaxamento.

unidade de urgência e emergência As unidades de Urgência e Emergência são serviços de saúde que prestam atendimento imediato e prioritário a pessoas com afecções agudas e críticas, que, preferivelmente, tenham passado por avaliação de risco.

ventosa Instrumento médico colocado na cabeça do bebê que utiliza a extração a vácuo para ajudar no parto. Seu uso é conhecido como extração a vácuo em parto vaginal.

FISIOTERAPEUTA

As técnicas de fisioterapia datam

de 460 a.C., quando os primeiros médicos, como Hipócrates, praticaram procedimentos de terapia manual. A profissão, entretanto, só começou a ser reconhecida nos anos 1800, quando os fisioterapeutas tornaram-se oficialmente registrados em alguns países. Eles são formados para avaliar, diagnosticar, tratar e prevenir uma série de problemas usando técnicas baseadas em evidências, ajudando pessoas de todas as idades que sofreram lesão, doença ou incapacitação. Aplicam frequentemente terapia manual e de movimento para lidar com problemas associados a diferentes sistemas do corpo, abrangendo o musculoesquelético (ossos, articulações e tecidos moles), o neuromuscular (cérebro e sistema nervoso), o cardiovascular (coração e circulação sanguínea) e o respiratório. Os problemas tratados pelos fisioterapeutas são comumente asma, dor nas costas, paralisia cerebral, osteoporose e doença pulmonar obstrutiva crônica. Eles ajudam os pacientes a se recuperar de dificuldades presentes desde o nascimento, adquiridas por acidente ou lesão ou desenvolvidas com o tempo. Exemplos de métodos de tratamento são mobilização de tecido mole, hidroterapia e manipulação de articulações.

PRESCRIÇÃO
Os fisioterapeutas ajudam a recuperar movimentos e funções por meio de terapia manual, reeducação e aconselhamento.

TRATAMENTO
O fisioterapeuta moderno pode trabalhar independentemente ou com outros profissionais de saúde, mas o paciente não precisa da indicação de um médico para consultá-lo. Para ser qualificado, é preciso ter nível universitário, e para a prática da profissão, na maioria dos países, exige-se o registro no órgão oficial em questão. Fisioterapeutas licenciados também devem provar que atualizam suas habilidades e conhecimento anualmente e que estão comprometidos a continuar seu desenvolvimento profissional.

TEMAS RELACIONADOS
MEMBROS ARTIFICIAIS
p. 62

ENFERMEIRO
p. 118

MÉDICO
p. 120

CITAÇÃO
Larissa Nelson

Os fisioterapeutas usam uma série de tratamentos para diferentes problemas e desenvolvem exercícios para melhorar a mobilidade e fortalecer ou reeducar os músculos dos pacientes.

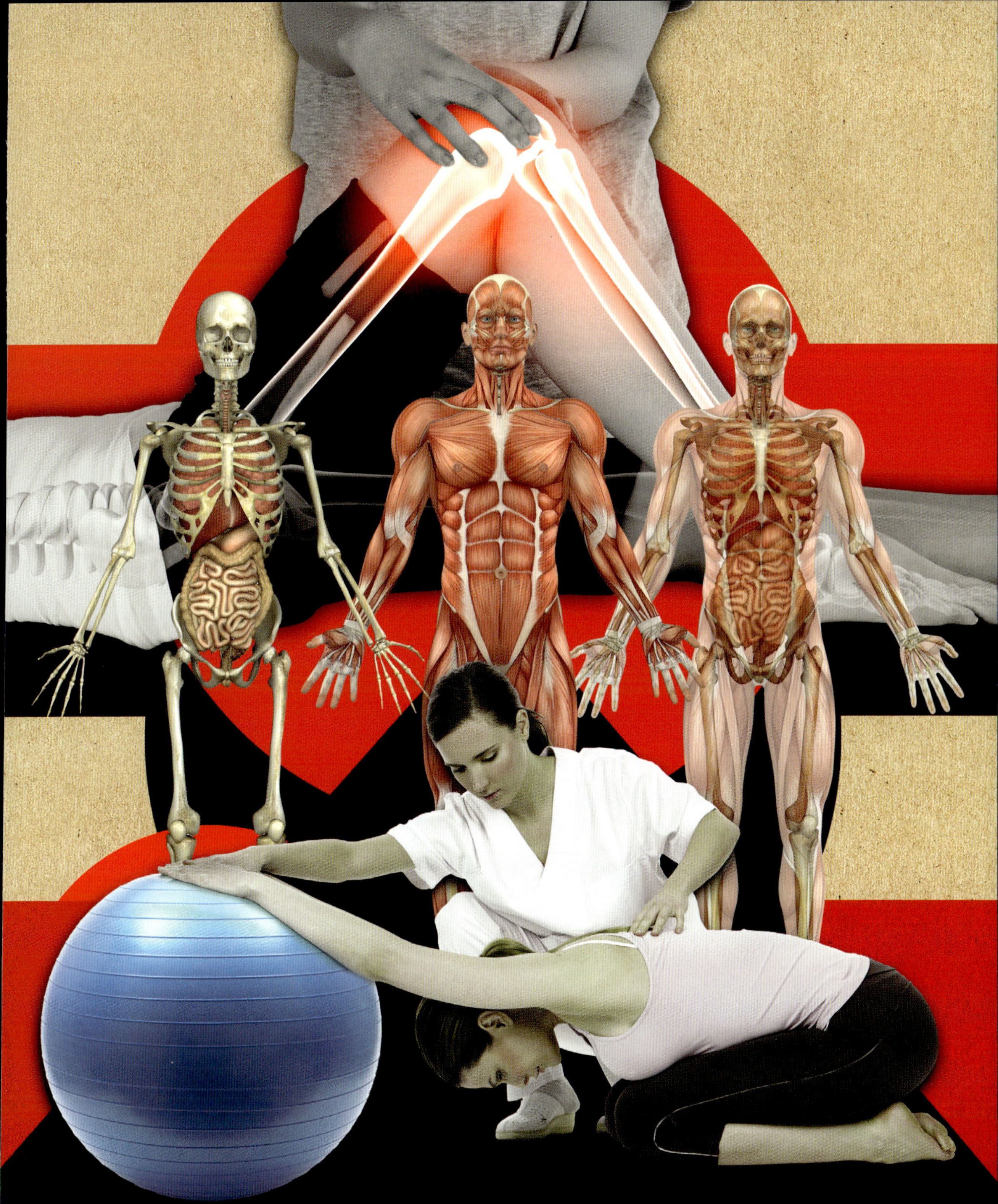

ENFERMEIRO

Os enfermeiros combinam a

arte de cuidar com conhecimento científico e capacitação clínica. Auxiliam as pessoas na realização de atividades que contribuem para a saúde e a recuperação, e são treinados para lidar com quem está incapacitado ou doente. Muitas vezes trabalham em equipe com outros profissionais de saúde, mas em geral são o contato principal dos pacientes. O papel dos enfermeiros depende em grande parte de seus interesses e do estabelecimento de saúde em que trabalham. Por exemplo, um enfermeiro que atua no pronto-socorro muitas vezes vai se ver em situações estressantes e agitadas em que a prioridade pode ser estabilizar os pacientes. Exemplo contrastante é o do enfermeiro de portadores de deficiência, cujo objetivo é melhorar o bem-estar e a inclusão social dos pacientes em um ambiente agradável. Os enfermeiros precisam passar por educação formal em nível universitário e formar-se antes de se registrar. Embora haja inúmeros campos, estas são as quatro áreas principais de especialização em enfermagem: para adultos, crianças, portadores de deficiência e doentes mentais. Os profissionais podem trabalhar em hospitais, clínicas e centros médicos, assim como escolas, acampamentos, casas particulares e casas de repouso, prisões e até mesmo navios de cruzeiro.

PRESCRIÇÃO
Enfermeiro é o profissional de saúde que assegura cuidado qualificado para indivíduos de qualquer idade, família, grupo e comunidade.

TRATAMENTO
O papel do enfermeiro pode ser bem variado. Além de oferecer o melhor cuidado possível para os pacientes, deve estar envolvido com a garantia de ambientes saudáveis e seguros e na prevenção de doenças. Podem agir como defensores de políticas de saúde existentes ou em sua reformulação. Enfermeiros mais experientes têm potencial para trabalhar em pesquisas ou em educação.

TEMAS RELACIONADOS
FLORENCE NIGHTINGALE
p. 124

MÉDICO ASSOCIADO
p. 126

PARTEIRA
p. 130

DADOS BIOGRÁFICOS
CLAIRE BERTSCHINGER
1960-
Enfermeira anglo-suíça, ganhou notoriedade por seu trabalho com a Cruz Vermelha Internacional ao lidar com a fome na Etiópia, nos anos 1980. Recebeu a Medalha Florence Nightingale em 1991

WILLIAM POOLEY
1985-
Enfermeiro inglês, contraiu ebola ao trabalhar na África ocidental para combater um surto. Recebeu uma das maiores honrarias britânicas por seus serviços

CITAÇÃO
Larissa Nelson

Auxiliando pacientes e profissionais, os enfermeiros trabalham em grande variedade de estabelecimentos de assistência médica.

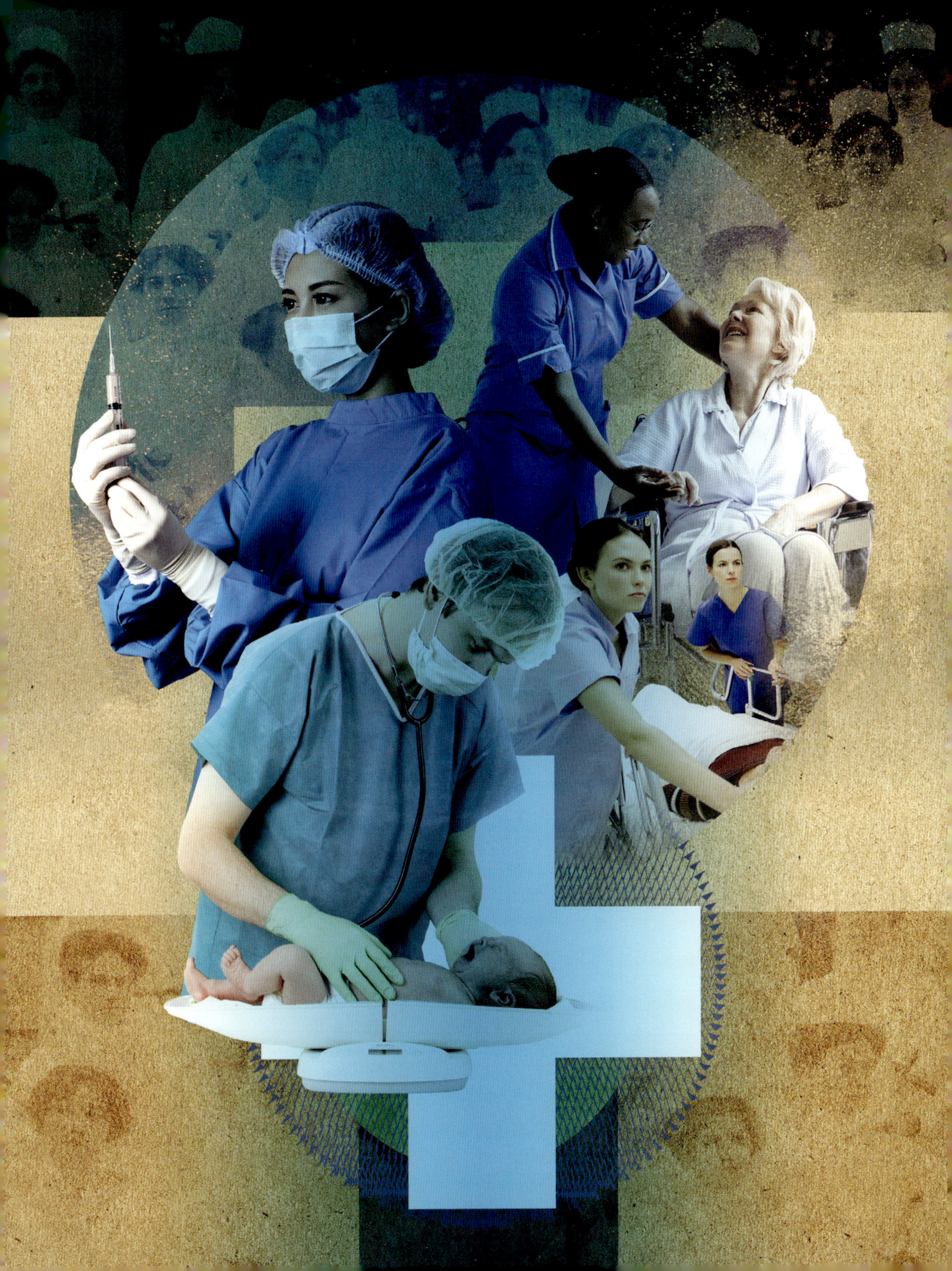

MÉDICO

Os médicos são profissionais

envolvidos no exame, diagnóstico e tratamento de pacientes que apresentam doenças, lesões, dores ou outros problemas. Pode-se dizer que, com os enfermeiros, eles formam a espinha dorsal do sistema de saúde. Os médicos normalmente trabalham em equipe com muitos outros profissionais e aplicam o conhecimento científico e a avaliação clínica para assegurar que seja dado ao paciente o cuidado mais efetivo. Precisam ter capacidade de assimilar criteriosamente novos conhecimentos, conseguir tomar decisões de modo eficiente e ser capazes de lidar com a incerteza e a complexidade. Em geral trabalham em hospitais e clínicas, e suas atividades diárias variam dependendo da área médica em que se especializam. Algumas das especialidades mais comuns em um hospital são: medicina de emergência, cirurgia geral, traumatologia, ortopedia, pediatria e psiquiatria. O papel dos médicos de família e comunidade pode variar muito, mas, em geral, eles oferecem cuidados primários e contínuos para pacientes em comunidades. Em alguns países, viajam até áreas rurais para dar assistência a outras comunidades. Os médicos prescrevem medicamentos e desenvolvem planos de tratamento, que podem levar ao encaminhamento para especialistas a fim de uma avaliação melhor.

PRESCRIÇÃO
Médicos são profissionais formados que têm como objetivo promover, manter e restaurar a saúde dos pacientes.

TRATAMENTO
Formação universitária e extenso treinamento clínico são pré-requisitos para se tornar médico. Mas não se trata apenas de ser intelectualmente capaz. São necessárias muitas qualidades para ser médico a fim de oferecer o melhor cuidado possível aos pacientes, o que envolve compromisso, cuidado e compaixão. Os médicos precisam agir com integridade e respeito, além de garantir sigilo aos pacientes. Competência e preocupação com as pessoas são imperativas para um bom médico.

TEMAS RELACIONADOS
JOSEPH LISTER
p. 38

ENFERMEIRO
p. 118

MÉDICO ASSOCIADO
p. 126

DADOS BIOGRÁFICOS
EDWARD JENNER
1749-1823
Médico inglês, descobriu a vacina contra a varíola. Considera-se que seu trabalho tenha salvado mais vidas do que o de qualquer outra pessoa.

CITAÇÃO
Larissa Nelson

Sejam especialistas, sejam clínicos gerais, os médicos examinam, diagnosticam e tratam pacientes.

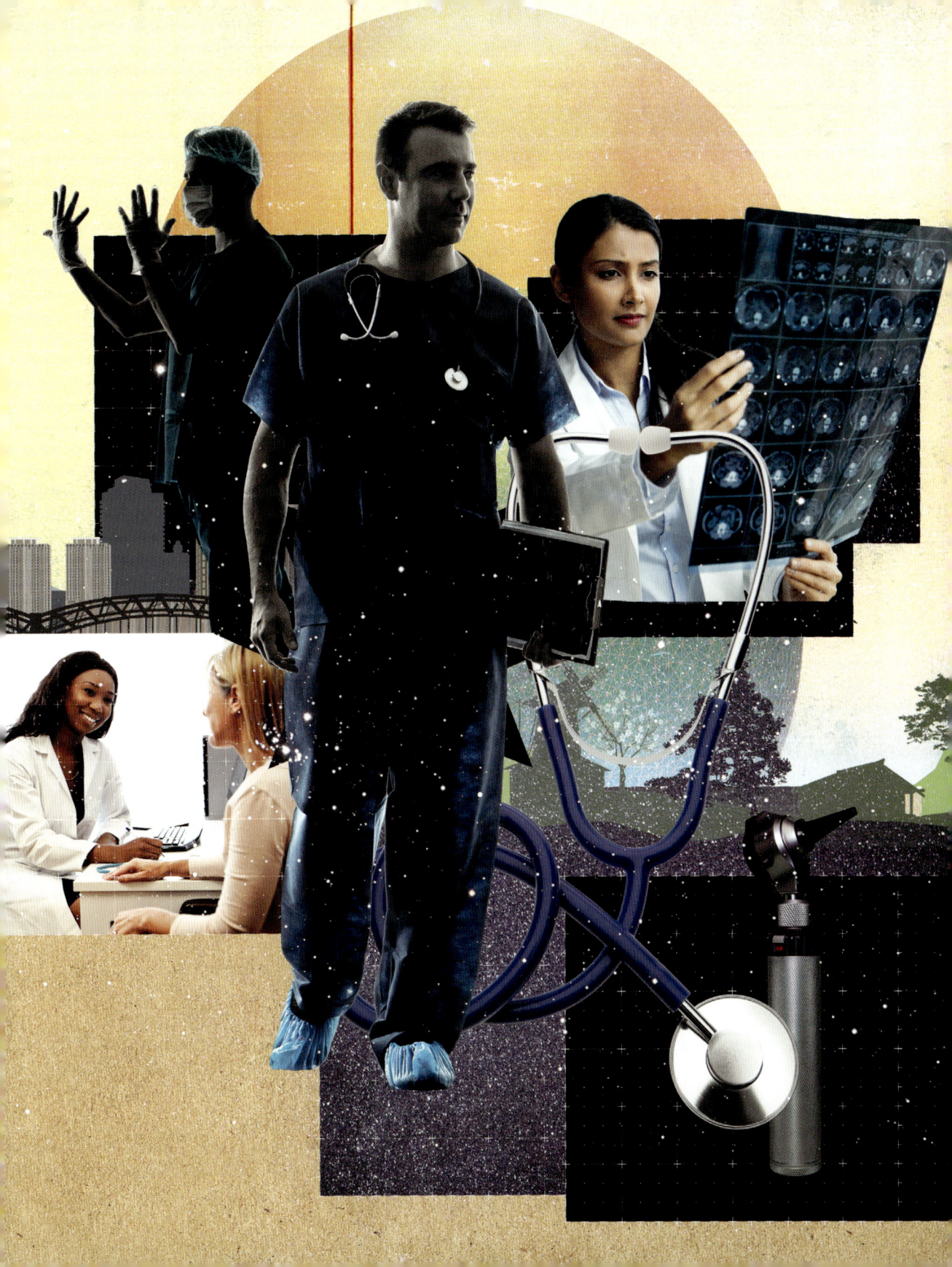

RADIOTERAPEUTA

Os radioterapeutas trabalham em uma equipe multidisciplinar com oncologistas, tecnólogos e assistentes para fornecer tratamento com radiação. Eles são treinados em áreas de oncologia e questões psicossociais que envolvem o câncer, levando em conta que a radioterapia é usada comumente como parte do tratamento para pessoas com a doença. A radioterapia também pode ser aplicada a outros problemas, como tumores não cancerosos e doenças da tireoide. O papel do radioterapeuta é calcular as doses apropriadas de radiação e administrar o tratamento usando tecnologias inovadoras. Como técnicas e tecnologias surgem constantemente, os radioterapeutas precisam tomar conhecimento dos avanços em seu campo. A radioterapia pode ser aplicada externamente (fora do corpo) ou internamente (dentro do corpo). A externa direciona os feixes de radiação sobre uma área específica, danificando o DNA de células e levando-as à morte. Além das células-alvo cancerosas, as células saudáveis ao redor também são afetadas. A radioterapia interna é feita com a inserção de um pedaço de material radioativo no corpo, perto do alvo a que se destina. Os radioterapeutas são responsáveis pela precisão do tratamento, assim como pela avaliação da condição do paciente durante o processo.

PRESCRIÇÃO
Radioterapeuta é o profissional de saúde que planeja e administra tratamentos com radiação de alta energia.

TRATAMENTO
Os radioterapeutas precisam ter formação de nível universitário e podem se envolver na prática clínica em todos os níveis, da assistência à gerência de serviços. Podem especializar-se em tecnologias específicas, no tratamento de determinados cânceres ou em grupos de pacientes. Envolvem-se muitas vezes em pesquisas clínicas para avaliar tecnologias ou tratamentos e assegurar que a prática baseada em evidências seja alcançada.

TEMAS RELACIONADOS
RESSONÂNCIA MAGNÉTICA (RM)
p. 54

TRATAMENTOS DE CÂNCER
p. 72

CÂNCER
p. 106

DADOS BIOGRÁFICOS
LEOPOLD FREUND
1868-1943
Professor de radiologia da Universidade de Medicina de Viena, na Áustria. É considerado o fundador da radioterapia e foi um dos primeiros a usar a radiação para fins terapêuticos

CITAÇÃO
Larissa Nelson

Os radioterapeutas elaboram e aplicam planos de tratamento – em geral para pacientes com câncer – usando a tecnologia de radiação de alta energia.

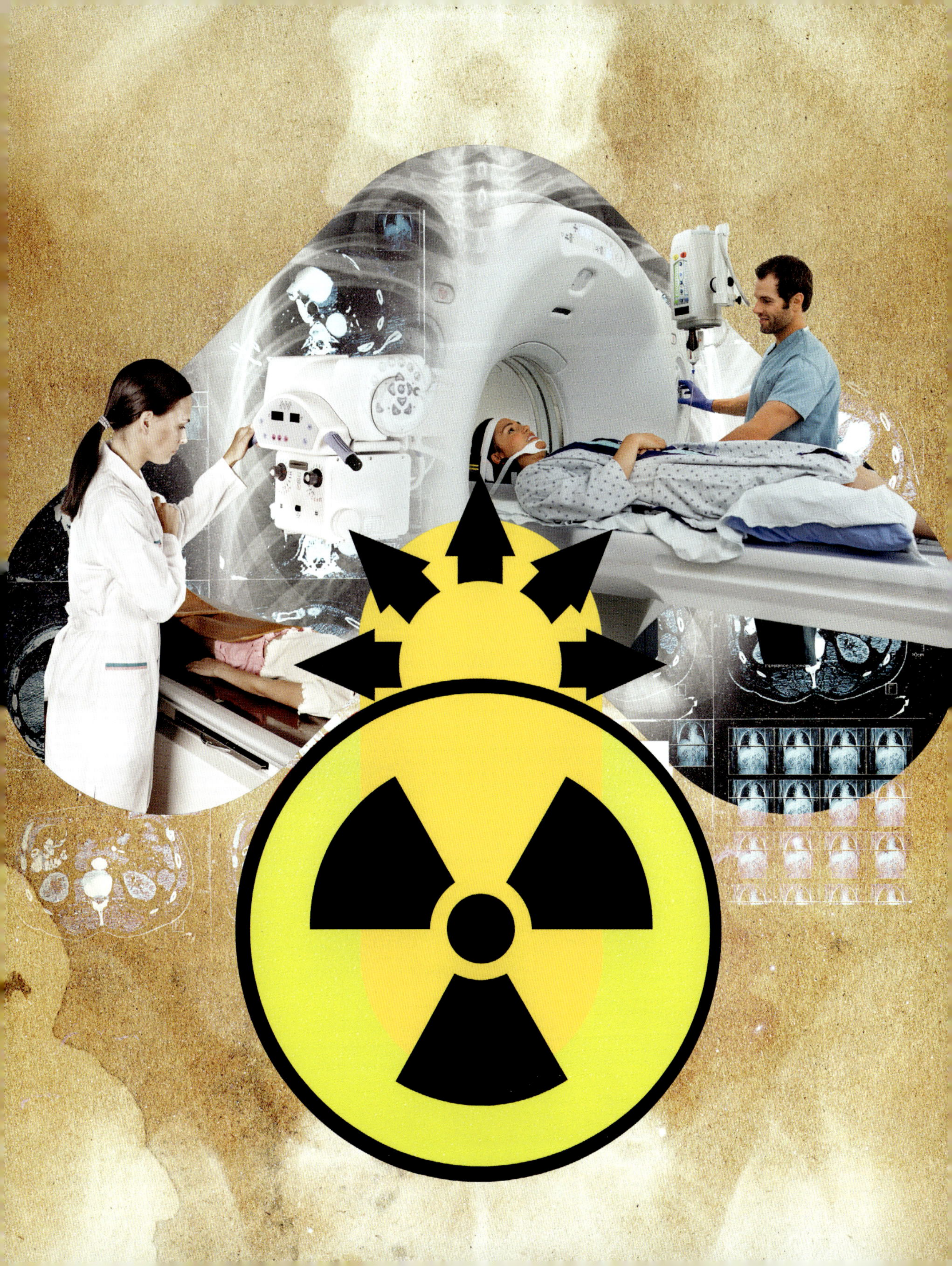

1820
Nasce em Florença, na Itália, de onde vem seu nome

1837
Na casa da família, em Embley Park, Hampshire, experimenta seu primeiro "chamado de Deus", despertando o desejo de abraçar a enfermagem

1847
Conhece Sidney Herbert, que se tornaria ministro da Guerra durante a Guerra da Crimeia e que foi fundamental para a adoção de muitas de suas reformas

1851
Passa por quatro meses de treinamento médico em Kaiserswerth, na Alemanha

1853
Assume o cargo de superintendente no Establishment for Gentlewomen During Illness, em Londres

1854
Chega ao Quartel de Selimiye, em Scutari, Turquia, com uma equipe de enfermeiras voluntárias e freiras católicas para cuidar dos soldados britânicos feridos na Guerra da Crimeia

1858
A primeira mulher a ser eleita membro da Royal Statistical Society

1859
Publica *Notas sobre enfermagem*

1860
Fundação da Nightingale Training School for Nurses, no Hospital St. Thomas, em Londres

1910
Morre dormindo em sua casa, na South Street, em Mayfair, Londres

FLORENCE NIGHTINGALE

Sempre lembrada como a "Dama da Lanterna", Florence Nightingale permanece como o arquétipo da enfermeira cuidadosa e compassiva na mente de muitas pessoas, embora sua origem de classe alta tornasse bem improvável sua condição de enfermeira no século XIX. A família se opunha a que Florence abraçasse a profissão, preferindo que se casasse e tivesse filhos, o que era esperado de uma mulher de sua condição. Ela se rebelou contra os pais e, em 1851, passou por quatro meses de treinamento em Kaiserswerth, na Alemanha. Dois anos mais tarde, retornou a Londres para assumir o cargo de superintendente no Establishment for Gentlewomen During Illness.

A fama de Nightingale como enfermeira começou no hospital em Scutari (parte da Istambul moderna), durante a Guerra da Crimeia. Acompanhando os relatos na imprensa britânica das condições miseráveis dos hospitais militares, ela viajou para lá com uma equipe de enfermeiras para cuidar dos soldados feridos. Quando chegou, ficou horrorizada com a falta de higiene, a escassez de medicamentos e a superlotação. Tão insalubres eram as condições, que morriam dez vezes mais pacientes de infecção do que de ferimentos de guerra. Ela imediatamente implementou práticas higiênicas (como lavar as mãos), comprou roupas limpas, de uso pessoal e de cama, e reorganizou a cozinha e as lavanderias. Com isso, Nightingale reduziu a taxa de mortalidade de 42% para 2%.

De volta à Inglaterra, continuou sua campanha por melhor saneamento e ventilação nos hospitais e aquartelamentos do exército, e teve papel-chave na fundação do Royal Army Medical College, antes de voltar a atenção para uma reforma hospitalar generalizada, melhorando as condições em asilos e enfermarias. Com fundos doados pela população durante a Guerra da Crimeia, a Nightingale Training School for Nurses foi fundada em 1860, no Hospital St. Thomas.

Grande parte da notoriedade de Nightingale deve-se a seu pioneirismo no uso da apresentação estatística em gráficos. Ela desenvolveu um gráfico em forma de pizza, hoje conhecido como diagrama de área polar, para exibir variações sazonais nas causas de mortalidade do hospital de Scutari. Os diagramas ajudaram os membros do parlamento e os servidores civis a entender o impacto das condições insalubres e os efeitos positivos de suas reformas.

As conquistas de Florence Nightingale nos campos de cuidados médicos e estatística asseguraram a continuidade de seu legado. Seu comprometimento com a compaixão e a paciência nos cuidados aos pacientes estabeleceu os padrões para a enfermagem moderna, que são mantidos até hoje.

Philip Cox

MÉDICO ASSOCIADO

O papel de médico associado foi desenvolvido inicialmente nos Estados Unidos nos anos 1960 em resposta à escassez de profissionais de saúde. Hoje, eles são mais de 100 mil nesse país, certificados nacionalmente e com licença para praticar. No Reino Unido, trata-se de um papel relativamente recente, e em 2012 houve uma orientação para mudar o nome da profissão de "assistente" para "associado"; além dos Estados Unidos, há iniciativas similares na Austrália, Canadá e Holanda. Muitos países têm papéis semelhantes em seus modelos médicos, mas sob diferentes títulos*. Os médicos associados podem praticar cuidados básicos e outras especialidades médicas e têm contato direto com os pacientes. São treinados para executar tarefas como levantar o histórico médico, realizar exames, diagnosticar e tratar doenças, analisar resultados de exames e desenvolver planos de tratamento. Em alguns lugares, podem até prestar assistência em cirurgias; nos Estados Unidos, são autorizados a prescrever medicações. O médico associado trabalha diretamente sob a supervisão de um profissional formado, a fim de oferecer um cuidado de saúde de alta qualidade, normalmente em especialidades médicas para adultos. São locais de trabalho a CG/cirurgia familiar, alas de internação de hospitais, alas geriátricas e unidades de atendimento de urgência e emergência.

* No Brasil, a profissão de médico associado não existe. Quem desempenha papel mais similar é o médico residente, que está se especializando em alguma área, mas já é formado.

PRESCRIÇÃO
Médico associado é um profissional de saúde cujo papel é auxiliar os médicos no diagnóstico e gerenciamento de pacientes.

TRATAMENTO
Educação de nível universitário, assim como experiência no setor de saúde, são normalmente os pré-requisitos para a capacitação como médico associado. O curso em geral consiste na formação clínica teórica e prática por um período de dois a três anos. Os primeiros formandos eram da Universidade Duke, na Carolina do Norte, EUA, em 1967. Assim que recebe a qualificação, o médico associado deve mostrar continuidade na evolução profissional e precisa passar por recertificação periódica para permanecer qualificado.

TEMA RELACIONADO
MÉDICO
p. 120

DADOS BIOGRÁFICOS
EUGENE ANSON STEAD
1908-2005
Médico educador norte-americano, fundador da profissão de médico associado, formou a primeira classe de profissionais na área em 1967

CITAÇÃO
Larissa Nelson

Os médicos associados trabalham em diversas áreas, dando suporte clínico aos médicos formados.

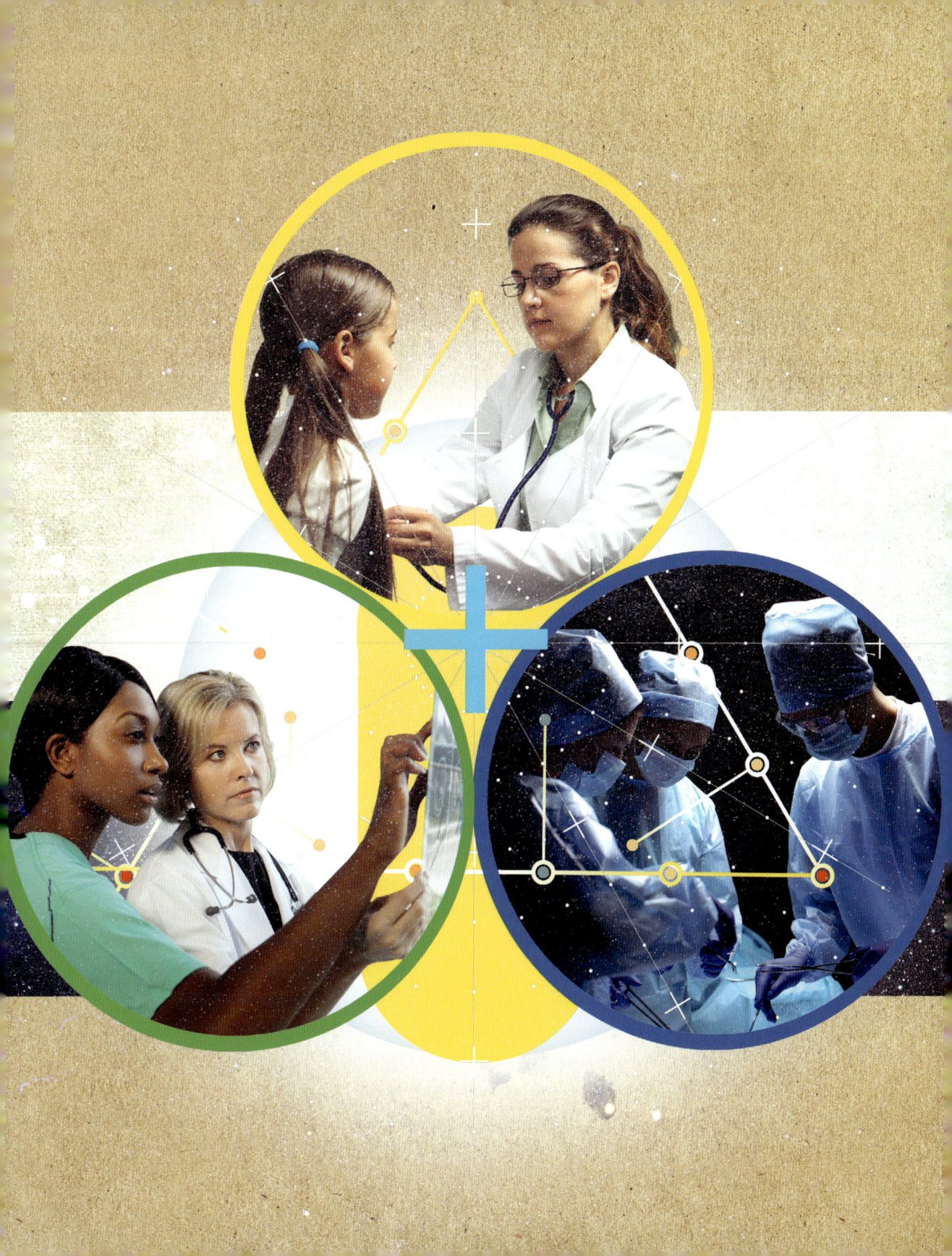

FARMACÊUTICO

Os farmacêuticos estão envolvidos diretamente nos cuidados com pacientes e são, muitas vezes, seu primeiro ponto de contato com questões de saúde. Seguem orientações legais e éticas para assegurar que as pessoas recebam informações idôneas sobre tipo, dose e forma apropriada de medicações. A maioria deles trabalha em farmácias e postos de saúde locais. Uma proporção menor fica em hospitais, atuando com a equipe médica e de enfermagem. Além de dar orientação, os farmacêuticos de comunidade preparam e aviam prescrições médicas e também vendem medicamentos de uso não prescrito. Fazem perguntas para garantir que a medicação recomendada seja compatível com outros tratamentos que o paciente possa estar seguindo. Também devem informar sobre a possibilidade de efeitos colaterais e as precauções a serem tomadas. Em alguns países, oferecem exames ou programas clínicos ou especializados de controle de saúde. Os farmacêuticos de hospital muitas vezes encarregam-se de obter o histórico de medicação do paciente e discutem opções de tratamento com médicos, outros farmacêuticos, pacientes e seus parentes. Alguns estão qualificados para prescrever certas medicações. Os mais experientes também podem tomar parte em pesquisas, ensinar ou supervisionar uma equipe menos experiente.

PRESCRIÇÃO
Farmacêuticos são profissionais de saúde especializados em medicamentos que têm como objetivo se certificar da segurança e efetividade de seu uso.

TRATAMENTO
Na maioria dos países, os farmacêuticos precisam ter formação universitária e um período de estágio pré-registro antes de tornarem-se qualificados. Devem entender as ações e mecanismos biofísicos dos medicamentos e suas interações. Além desse conhecimento científico, precisam de excelentes habilidades de comunicação, assim como precisão e atenção meticulosa a detalhes, porque são legalmente responsáveis por erros nos aviamentos.

TEMAS RELACIONADOS
ENFERMEIRO
p. 118

MÉDICO
p. 120

DADOS BIOGRÁFICOS
FRIEDRICH SERTÜRNER
1783-1841
Farmacêutico alemão, descobriu a morfina em 1804. Sua pesquisa sobre os efeitos da substância colaborou para seu uso atual no alívio da dor

JOHN PEMBERTON
1831-1888
Farmacêutico norte-americano mais conhecido por criar a Coca-Cola. Inicialmente se tratava de uma bebida contendo álcool, usada para combater seu vício em morfina

CITAÇÃO
Larissa Nelson

Os farmacêuticos usam seu conhecimento sobre medicações para completar prescrições e aconselhar pacientes.

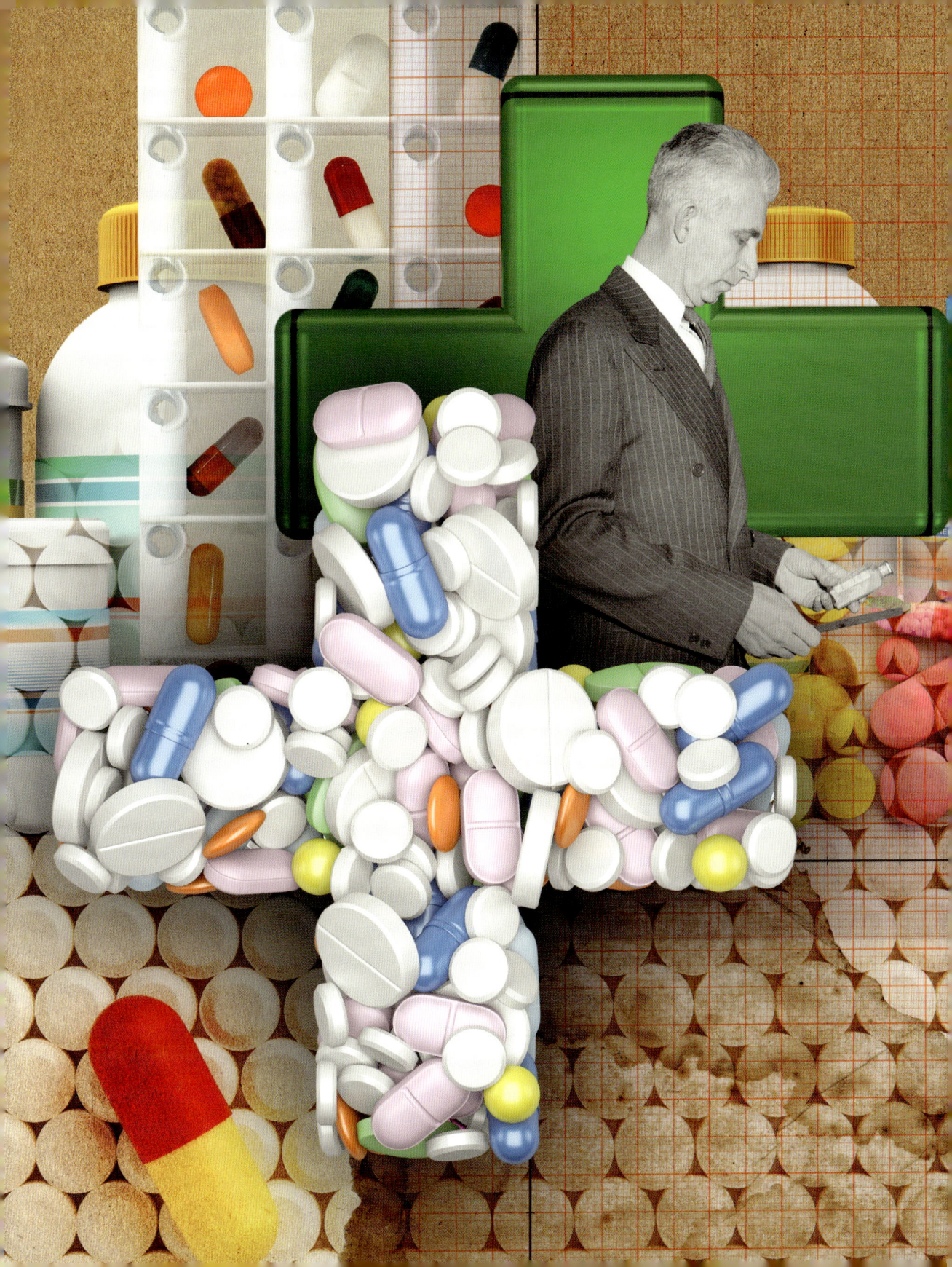

PARTEIRA

Parteira é a profissional de saúde que apoia mulheres grávidas e suas famílias em todos os aspectos do parto normal*. Quando surge um problema, elas precisam ser capazes de detectá-lo e comunicar a médicos ou outros profissionais especializados. Podem trabalhar em hospitais, maternidades ou em comunidades, fazendo visitas domiciliares ou oferecendo consultas. Durante o trabalho de parto e o nascimento, dão informações e apoio aos pais e acompanhantes, enquanto monitoram a saúde da mãe e do bebê. Tiram medidas para evitar interferência desnecessária na progressão do trabalho de parto e do nascimento. Se o bebê entra em sofrimento ou a mãe não tem mais forças, a parteira pode recomendar o parto assistido, em que se usa fórceps ou ventosa (extrator a vácuo), principalmente em países desenvolvidos. Historicamente, as parteiras adquiriam suas habilidades como aprendizes de mulheres mais velhas que tinham experiência por já terem dado à luz. Entre os séculos XVIII e XIX, entretanto, houve uma mudança de opinião, e muitos passaram a acreditar que os homens eram médicos mais confiáveis, e as parteiras, incompetentes e ignorantes. No século XIX, elas recuperaram seu status, embora houvesse certa resistência quanto ao reconhecimento da profissão devido ao receito de que afetasse as práticas dos médicos.

* Existem diferenças entre parteira e doula. A parteira é a profissional formada em enfermagem obstétrica ou em obstetrícia que pode executar a assistência a partos não complicados; já a doula é a profissional, nem sempre graduada, que apoia a gestante durante o trabalho de parto, auxiliando com controle da dor, da respiração etc.

PRESCRIÇÃO
Parteira é alguém que oferece apoio e cuidados a mulheres durante a gravidez, o parto e o período que segue o nascimento do bebê.

TRATAMENTO
Hoje as parteiras são reconhecidas como profissionais altamente treinadas e especializadas. Elas precisam se manter calmas e alerta em situações estressantes, enquanto tratam as pessoas com bondade, respeito e compaixão. Recebem formação teórica e prática por meio de cursos de grau universitário que cobrem aspectos de biologia, sociologia e psicologia, além de prática profissional. Em muitos países o treinamento informal não é mais reconhecido como formação oficial, mas existem vias alternativas para se tornar uma parteira.

TEMAS RELACIONADOS
ULTRASSOM
p. 56

MÉDICO
p. 120

DADOS BIOGRÁFICOS
JANE SHARP
1641-1671
Primeira parteira inglesa a publicar um livro sobre sua profissão. *The Midwives Book* [O livro das parteiras] ou *The Whole Art of Midwifery Discovered* [A arte das parteiras desvendada] tornou-se um dos mais conhecidos livros ingleses sobre o assunto

INA MAY GASKIN
1940-
Considerada referência como parteira nos Estados Unidos. Em 1971, fundou no Tennessee um dos primeiros centros de nascimento localizados fora de um hospital, The Farm Midwifery Center, recebendo muitos prêmios em reconhecimento por seu trabalho

CITAÇÃO
Larissa Nelson

As parteiras dão informações e apoio aos pais durante a gravidez e o parto.

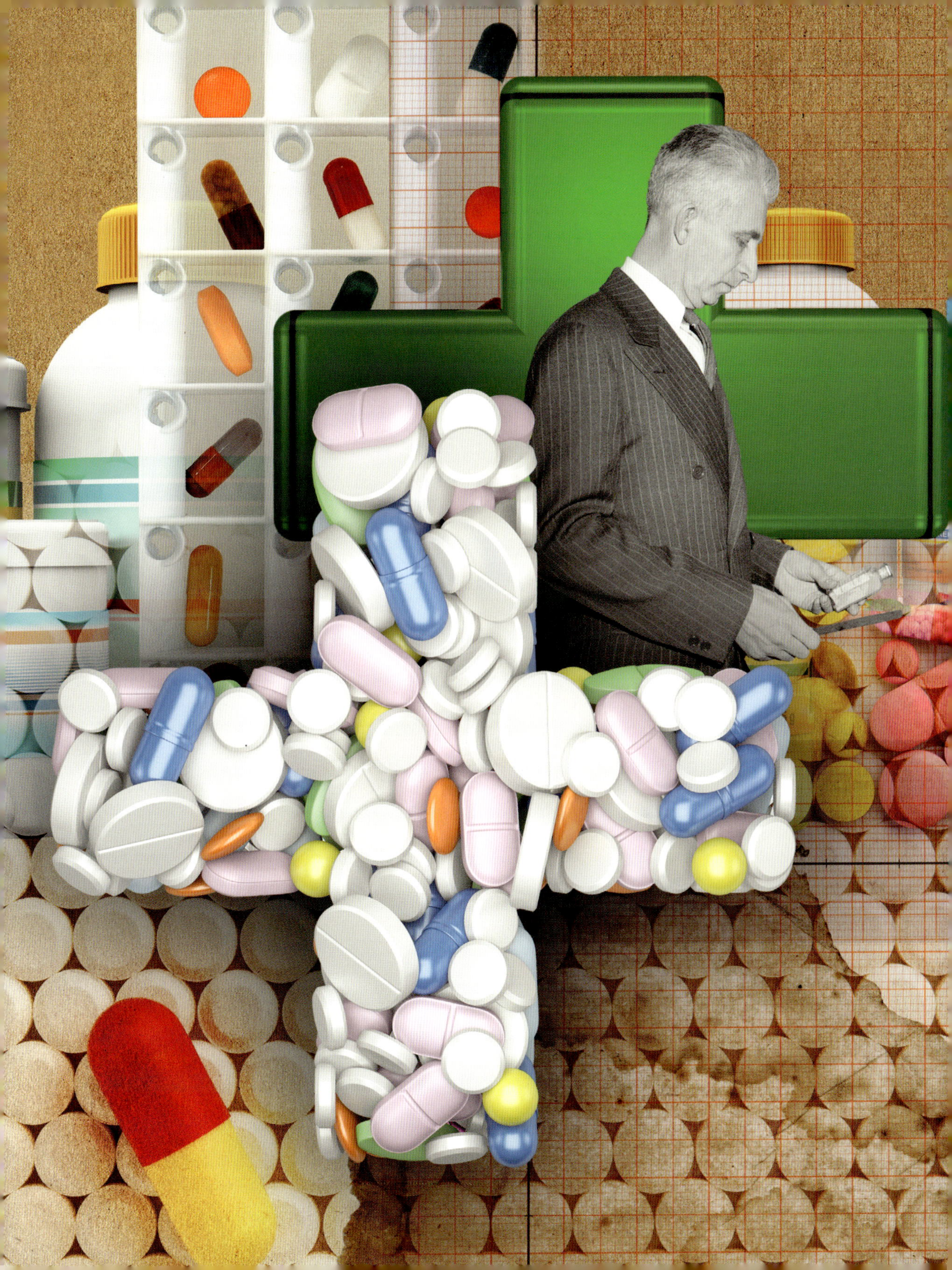

PARTEIRA

Parteira é a profissional de saúde que apoia mulheres grávidas e suas famílias em todos os aspectos do parto normal*. Quando surge um problema, elas precisam ser capazes de detectá-lo e comunicar a médicos ou outros profissionais especializados. Podem trabalhar em hospitais, maternidades ou em comunidades, fazendo visitas domiciliares ou oferecendo consultas. Durante o trabalho de parto e o nascimento, dão informações e apoio aos pais e acompanhantes, enquanto monitoram a saúde da mãe e do bebê. Tiram medidas para evitar interferência desnecessária na progressão do trabalho de parto e do nascimento. Se o bebê entra em sofrimento ou a mãe não tem mais forças, a parteira pode recomendar o parto assistido, em que se usa fórceps ou ventosa (extrator a vácuo), principalmente em países desenvolvidos. Historicamente, as parteiras adquiriam suas habilidades como aprendizes de mulheres mais velhas que tinham experiência por já terem dado à luz. Entre os séculos XVIII e XIX, entretanto, houve uma mudança de opinião, e muitos passaram a acreditar que os homens eram médicos mais confiáveis, e as parteiras, incompetentes e ignorantes. No século XIX, elas recuperaram seu status, embora houvesse certa resistência quanto ao reconhecimento da profissão devido ao receio de que afetasse as práticas dos médicos.

* Existem diferenças entre parteira e doula. A parteira é a profissional formada em enfermagem obstétrica ou em obstetrícia que pode executar a assistência a partos não complicados; já a doula é a profissional, nem sempre graduada, que apoia a gestante durante o trabalho de parto, auxiliando com controle da dor, da respiração etc.

PRESCRIÇÃO
Parteira é alguém que oferece apoio e cuidados a mulheres durante a gravidez, o parto e o período que segue o nascimento do bebê.

TRATAMENTO
Hoje as parteiras são reconhecidas como profissionais altamente treinadas e especializadas. Elas precisam se manter calmas e alerta em situações estressantes, enquanto tratam as pessoas com bondade, respeito e compaixão. Recebem formação teórica e prática por meio de cursos de grau universitário que cobrem aspectos de biologia, sociologia e psicologia, além de prática profissional. Em muitos países o treinamento informal não é mais reconhecido como formação oficial, mas existem vias alternativas para se tornar uma parteira.

TEMAS RELACIONADOS
ULTRASSOM
p. 56

MÉDICO
p. 120

DADOS BIOGRÁFICOS
JANE SHARP
1641-1671
Primeira parteira inglesa a publicar um livro sobre sua profissão. *The Midwives Book* [O livro das parteiras] ou *The Whole Art of Midwifery Discovered* [A arte das parteiras desvendada] tornou-se um dos mais conhecidos livros ingleses sobre o assunto

INA MAY GASKIN
1940-
Considerada referência como parteira nos Estados Unidos. Em 1971, fundou no Tennessee um dos primeiros centros de nascimento localizados fora de um hospital, The Farm Midwifery Center, recebendo muitos prêmios em reconhecimento por seu trabalho

CITAÇÃO
Larissa Nelson

As parteiras dão informações e apoio aos pais durante a gravidez e o parto.

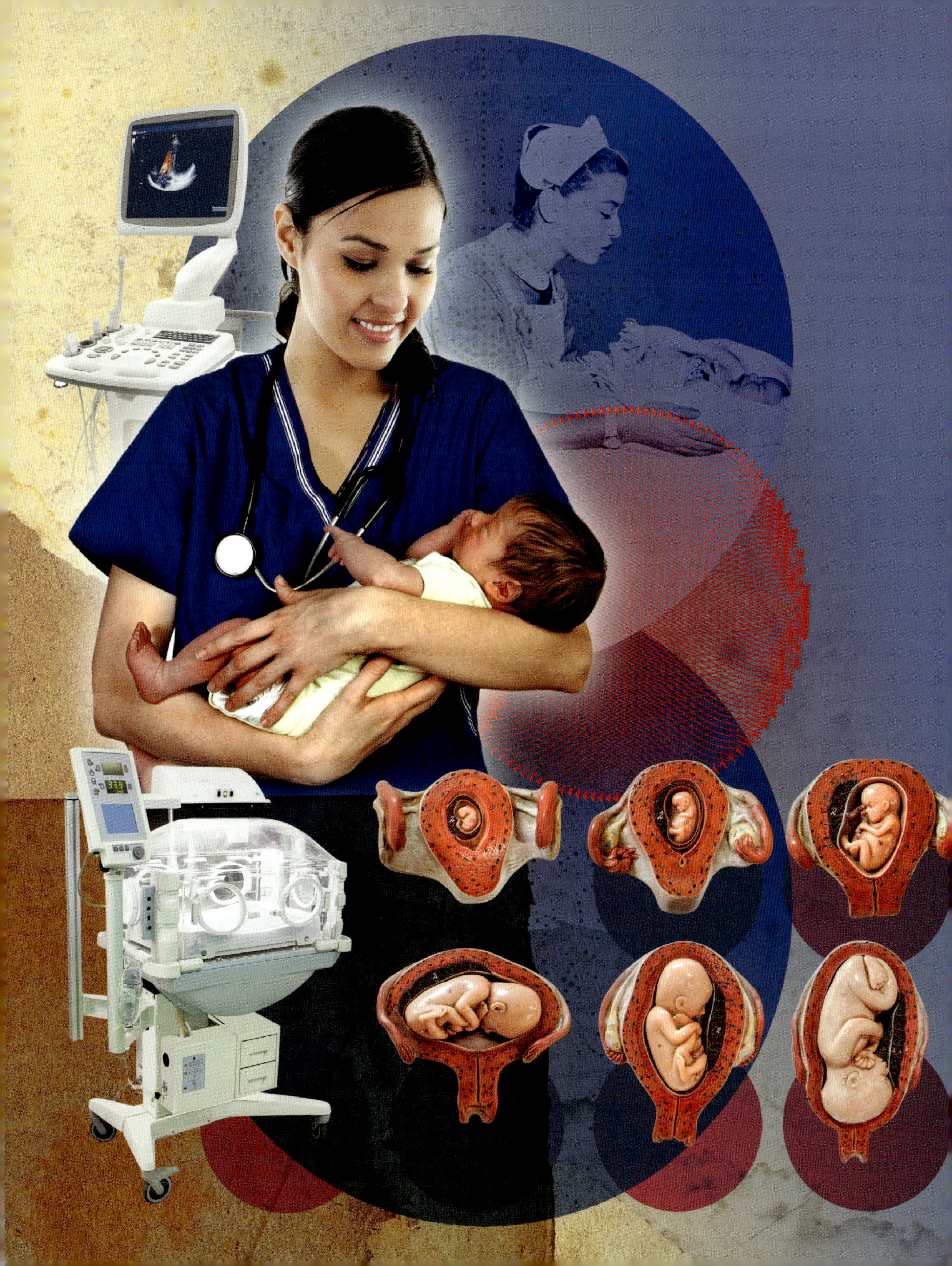

MEDICAMENTOS

MEDICAMENTOS
GLOSSÁRIO

ácido gástrico Ácido presente no estômago que auxilia a digestão.

anabolizante Substância química que promove o crescimento celular ao criar um novo composto com moléculas recém--quebradas. Muitos anabolizantes são produzidos naturalmente pelo corpo, como a insulina e a testosterona.

analgésico antitérmico Antitérmicos são substâncias que reduzem a febre, levando o cérebro a impedir a elevação da temperatura do corpo. Analgésico é o medicamento que alivia a dor física.

antidepressivos tricíclicos (ADTs) Classe de antidepressivos largamente usada para tratar a depressão. Eles evitam que as células reabsorvam mensageiros químicos, como noradrenalina e serotonina, e assim prolongam seu efeito de bem-estar e ajudam a aliviar a depressão.

anti-inflamatório Refere-se à propriedade de um medicamento ou tratamento que reduz inflamação ou edema.

canabinoides Constituintes químicos ativos encontrados na *Cannabis* que interagem com os receptores canabinoides no cérebro.

células beta Tipo de células encontrado no pâncreas. Elas produzem, armazenam e liberam a insulina.

dopamina Mensageiro químico (neurotransmissor) que ajuda a controlar os centros de recompensa e de prazer do cérebro. Seu papel é auxiliar na regulação do movimento e das respostas emocionais.

drogas psicoativas Substâncias químicas que modificam o funcionamento cerebral. Suas ações podem levar a alterações de humor, percepção e consciência.

farmacologia O estudo das ações de medicamentos. O farmacologista trabalha para entender as ações, as fontes e as propriedades das medicações.

intravenoso Termo para a aplicação de substância líquida diretamente em uma veia.

lipídios Moléculas que têm a função de armazenar energia, sinalizando e agindo como constituintes estruturais das membranas celulares. Abrangem gorduras, vitaminas solúveis em gordura, hormônios, óleos e ceras.

noradrenalina (NA) Também chamada norepinefrina (NE), é um hormônio e neurotransmissor (mensageiro químico) encontrado naturalmente no corpo. Considerada responsável pela reação de "luta ou fuga", ou seja, pela reação do corpo a situações estressantes. Aplicada como injeção para tratar quedas extremas da pressão arterial (hipotensão).

processo Processo biológico é uma sequência de ações entre moléculas em uma célula que leva a determinado produto ou mudança na célula. Os processos podem levar à criação de moléculas ou ativar e desativar genes.

receptores canabinoides Localizam-se no cérebro e integram o sistema endocanabinoide, envolvido em uma série de processos fisiológicos, como apetite, sensação de dor, humor e memória.

serotonina Neurotransmissor (mensageiro químico). Pode afetar o funcionamento do sistema cardiovascular, dos músculos e de vários elementos do sistema endócrino (glandular).

síndrome de Reye Doença que causa o inchaço do fígado e do cérebro. Atinge em geral crianças e adolescentes em recuperação de infecções virais como catapora ou gripe. É rara, mas grave.

subcutânea O termo para a infusão ou injeção de substância líquida na camada de tecido sob a pele.

terapia cognitivo-comportamental (TCC) Forma de psicoterapia, às vezes chamada de "terapia de conversa", usada para inúmeros distúrbios mentais. Trabalha para mudar mentalidade e atitudes negativas.

trombina Enzima do plasma sanguíneo que causa a coagulação do sangue ao converter fibrinogênio (uma proteína) em fibrina (proteína que forma o coágulo sanguíneo).

vitamina K Grupo de constituintes que têm papel fundamental na formação de fatores que permitem a coagulação do sangue.

PARACETAMOL

Paracetamol ou acetaminofeno é um medicamento comum de venda livre para dor moderada e febre. É derivado da acetanilida e da fenacetina, os primeiros analgésicos antitérmicos, cujos significativos efeitos colaterais limitavam seu uso. O paracetamol foi usado nos Estados Unidos pela primeira vez nos anos 1950 e hoje pode ser encontrado na maioria dos armários de banheiro. Apesar de muito comum, tem mecanismo de ação que ainda não foi entendido com clareza. Ele afeta as enzimas ciclo-oxigênase, fundamentais na formação de prostaglandinas, substâncias responsáveis, em parte, pela dor e pela febre. Trata-se de um processo comum compartilhado por outros analgésicos simples como a aspirina. Um metabólito ativo do paracetamol também pode afetar os receptores canabinoides centrais envolvidos com a sensação de dor. O paracetamol pode ser administrado via oral ou parental (injeção) e está disponível em diversas formas: comprimidos, cápsulas, suspensões líquidas e supositórios. Adultos e crianças podem tomar paracetamol com segurança – a dose máxima diária para adultos é de 4 g. Mesmo pequenos aumentos na dose podem levar à toxicidade e à falência hepática, o que é um problema, porque as overdoses de paracetamol são recorrentes. Entretanto, a rápida administração intravenosa de N-acetilcisteína pode evitar complicações mais graves.

PRESCRIÇÃO
O paracetamol é um medicamento seguro e largamente usado para lidar com a dor e a febre, mas, em dose excessiva, pode causar problemas graves.

TRATAMENTO
O paracetamol foi criado acidentalmente pelo químico norte-americano Harmon Morse, em 1878. Entretanto, seu uso só se generalizou a partir dos anos 1950, ajudado por seu perfil de baixos efeitos colaterais em comparação com outros analgésicos como a aspirina, causadora de úlceras pépticas. A revelação de que a aspirina usada por crianças estava associada à síndrome de Reye (começo dos anos 1980) levou o paracetamol a se tornar a primeira opção como analgésico antitérmico não só para crianças, mas para todas as idades.

TEMAS RELACIONADOS
INIBIDORES DA BOMBA DE PRÓTONS (IBPs)
p. 146

CANNABIS
p. 150

DADOS BIOGRÁFICOS
HARMON NORTHROP MORSE
1848-1920
Químico norte-americano e professor na Universidade Johns Hopkins, o primeiro a sintetizar o paracetamol

JULIUS AXELROD
1912-2004
Bioquímico norte-americano, o primeiro a testar paracetamol como analgésico em humanos

CITAÇÃO
Martin Veysey

O paracetamol é um dos medicamentos mais usados para aliviar dores moderadas e controlar a febre.

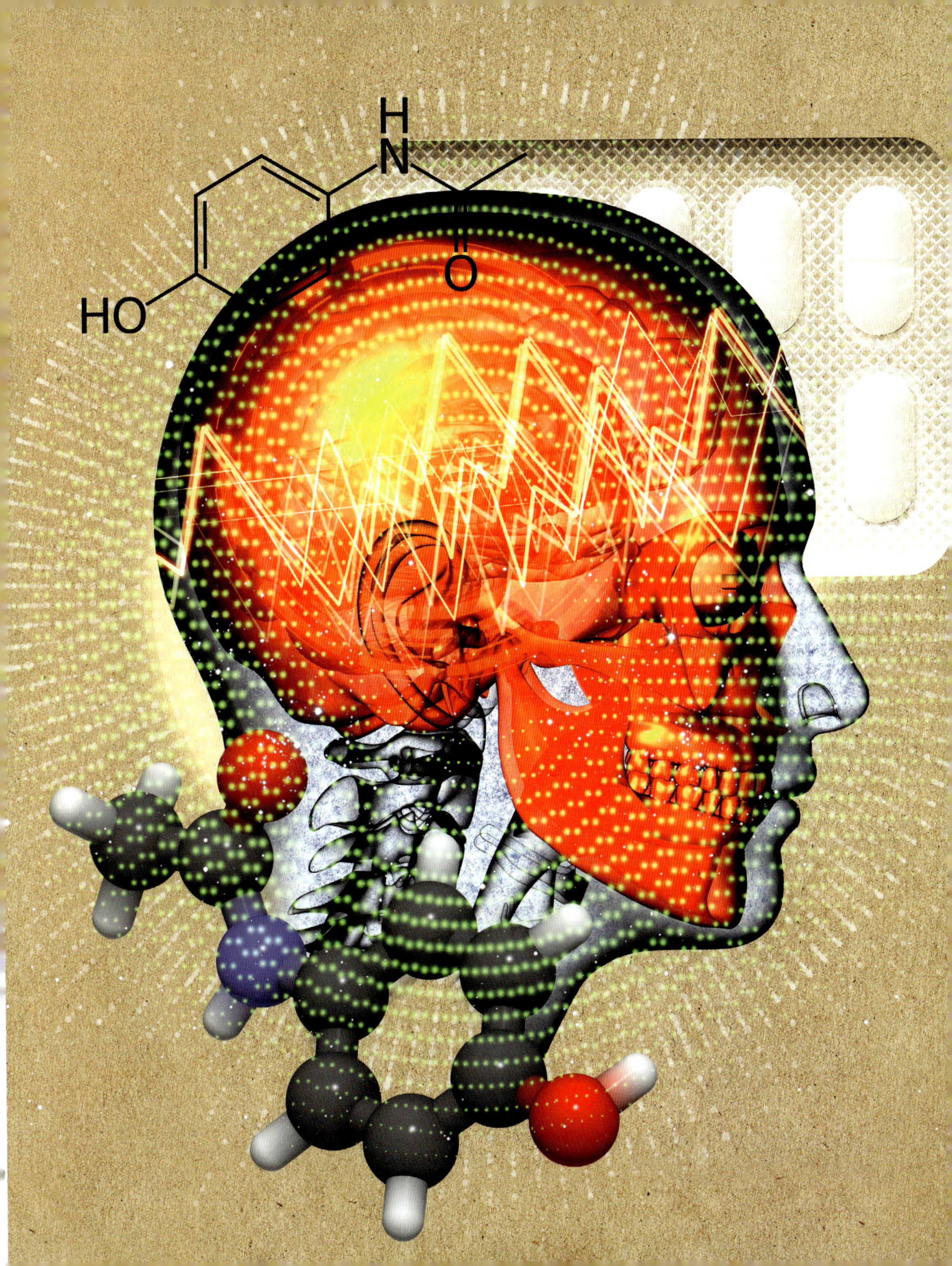
H
N
O
HO

ANTIDEPRESSIVOS

Mais de 120 milhões de pessoas no mundo sofrem de depressão, e um número significativo delas toma antidepressivos como parte do tratamento. Existem mais de 30 antidepressivos em cinco classes, incluindo os tricíclicos (por exemplo, amitriptilina), inibidores da monoamina oxidase (por exemplo, fenelzina), inibidores seletivos da recaptação da serotonina (por exemplo, fluoxetina), inibidores da recaptação da serotonina e da noradrenalina (por exemplo, venlafaxina) e noradrenalina e antidepressivos específicos para síndrome serotoninérgica (por exemplo, mirtazapina). Os medicamentos funcionam ao normalizar substâncias químicas do cérebro conhecidas como neurotransmissores. Considera-se que os neurotransmissores serotonina, noradrenalina e dopamina sejam importantes para controlar o humor da pessoa. A escolha do medicamento depende da condição clínica do paciente, porque cada um tem efeitos ligeiramente diferentes. Todos são eficazes para até 60% dos pacientes. Os mais recentes são frequentemente escolhidos porque apresentam menos efeitos colaterais e são mais seguros em caso de ingestão excessiva. Os efeitos colaterais são específicos de cada um, mas entre eles estão dor de cabeça, náusea, boca seca, constipação, suores noturnos e agitação. Em geral, os pacientes precisam tomar a medicação por três ou quatro semanas para que seja efetiva e continuam a usá-la por até um ano.

PRESCRIÇÃO
Antidepressivos modulam neurotransmissores e são usados eficazmente para tratar depressões de moderadas a graves, além de inúmeros distúrbios psiquiátricos.

TRATAMENTO
O primeiro antidepressivo foi descoberto nos anos 1950, quando se observou que um tratamento para tuberculose em testes deixava os pacientes mais alegres. Existem também inúmeros fitoterápicos que alegam ter propriedades antidepressivas. O hipérico, que contém a erva-de-são-joão, é um deles. Entretanto, existem poucos dados sobre sua eficácia, e os preparados podem variar. Outro tratamento possível para depressão é a terapia cognitivo-comportamental.

TEMA RELACIONADO
PSICOTERAPIA
p. 86

DADOS BIOGRÁFICOS
ROLAND KUHN
1912-2005
Psiquiatra e psicofarmacologista suíço, descobriu que a imipramina tem propriedades antidepressivas

CITAÇÃO
Martin Veysey

Antidepressivos normalizam os neurotransmissores que controlam o humor. Além de tratar depressões de moderadas a severas, são usados para ansiedade grave e ataques de pânico, distúrbio obsessivo compulsivo, dor crônica e estresse pós-traumático.

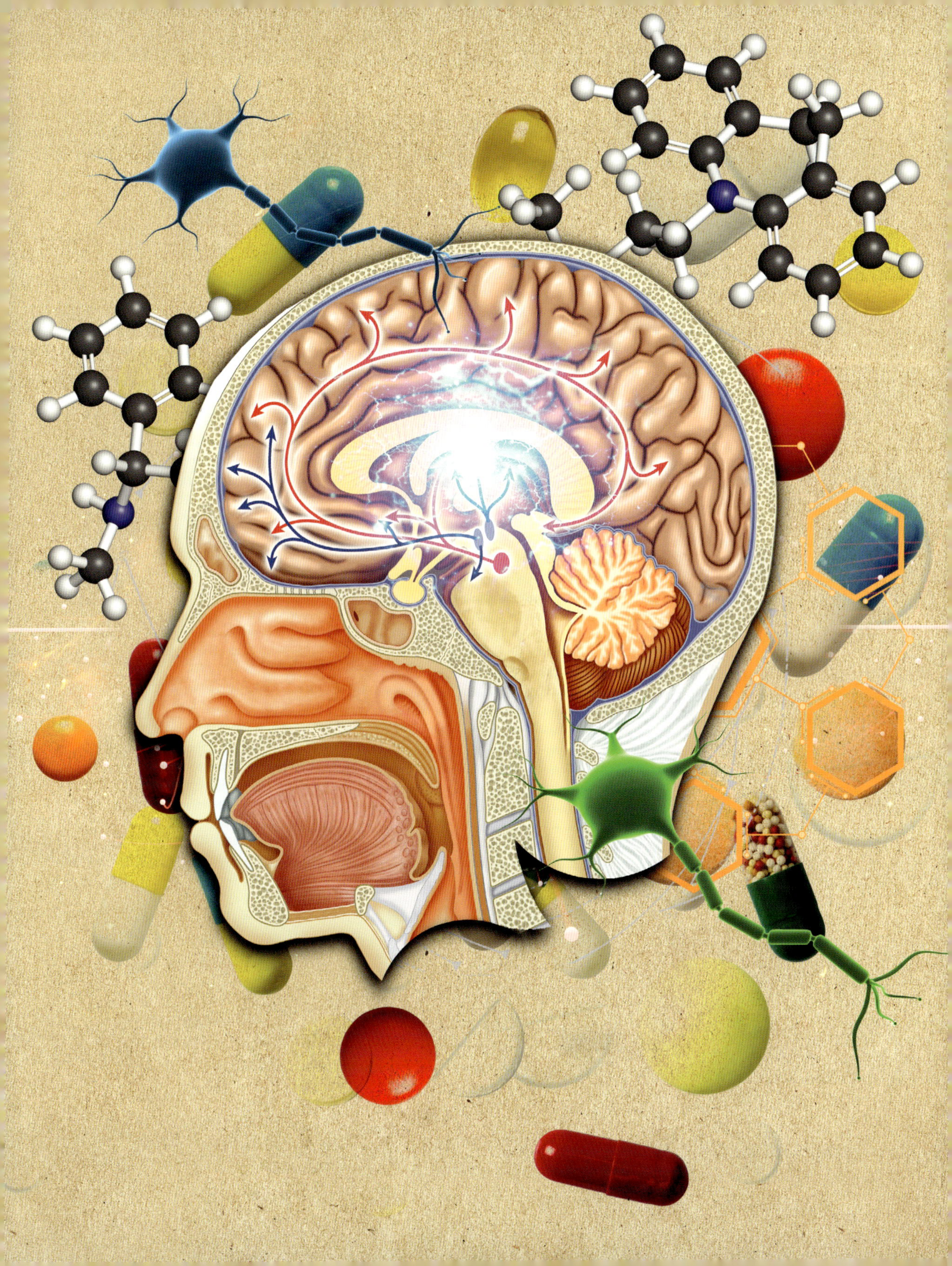

INSULINA

A insulina é um hormônio anabólico produzido pelas células beta do pâncreas. Embora cientistas do século XIX e início do século XX mostrassem que extratos do pâncreas reduziam os níveis de açúcar no sangue de animais, foi somente em 1921 que Frederick Banting e Charles H. Best descobriram que esse efeito era causado pela insulina. Ela mantém os níveis de açúcar ou glicose no sangue estáveis e evita que subam (hiperglicemia) ou baixem (hipoglicemia) demais. A insulina capacita o corpo a absorver a glicose, a transportá-la pelo corpo e a armazená-la, especialmente no fígado. Quem não produz insulina ou é resistente a seus efeitos desenvolve diabetes tipo 1 ou tipo 2, respectivamente. O tratamento com insulina artificial foi tentado pela primeira vez um ano após a descoberta da insulina. Inicialmente eram usadas insulinas do pâncreas de vaca (bovina) ou de porco (suína), mas elas causavam muitas reações imunológicas, então foi desenvolvida a insulina humana a partir do DNA recombinante (feita pela inserção de gene humano para insulina em genoma de bactéria), largamente empregada hoje. Existem quatro tipos de insulina sintética dependendo de como ela age e a duração da ação: de atuação rápida ou curta, intermediária, longa e combinações dos tipos. Os pacientes aplicam a insulina por injeção subcutânea, com seringa, caneta ou bomba de infusão.

PRESCRIÇÃO
Insulina é o hormônio produzido pelo pâncreas que controla os níveis de açúcar no sangue; quando insuficiente, causa diabetes.

TRATAMENTO
Outra forma de diabéticos receberem insulina é passar por transplante de pâncreas, quando um pâncreas saudável doado é implantado cirurgicamente na cavidade abdominal. A insulina não só controla os níveis de açúcar no sangue, mas também outros inúmeros processos metabólicos importantes: promove a síntese dos ácidos graxos no fígado e inibe a quebra de gordura em tecido adiposo (gorduroso). Também estimula a assimilação de aminoácidos.

TEMA RELACIONADO
DIABETES MELLITUS
p. 96

DADOS BIOGRÁFICOS
PAUL LANGERHANS
1847-1888
Patologista alemão, descobriu e deu seu nome às células pancreáticas (ilhotas de Langerhans) que produzem a insulina

FREDERICK BANTING
E CHARLES H. BEST
1891-1941 e 1899-1978
Médico canadense (Banting) e seu assistente (Best), descobriram a insulina

FREDERICK SANGER
1918-2013
Bioquímico inglês, recebeu o Nobel de Química por seu trabalho sobre a estrutura da insulina

CITAÇÃO
Martin Veysey

Existem diversos tratamentos de insulina para pessoas que não a produzem ou são resistentes a seus efeitos.

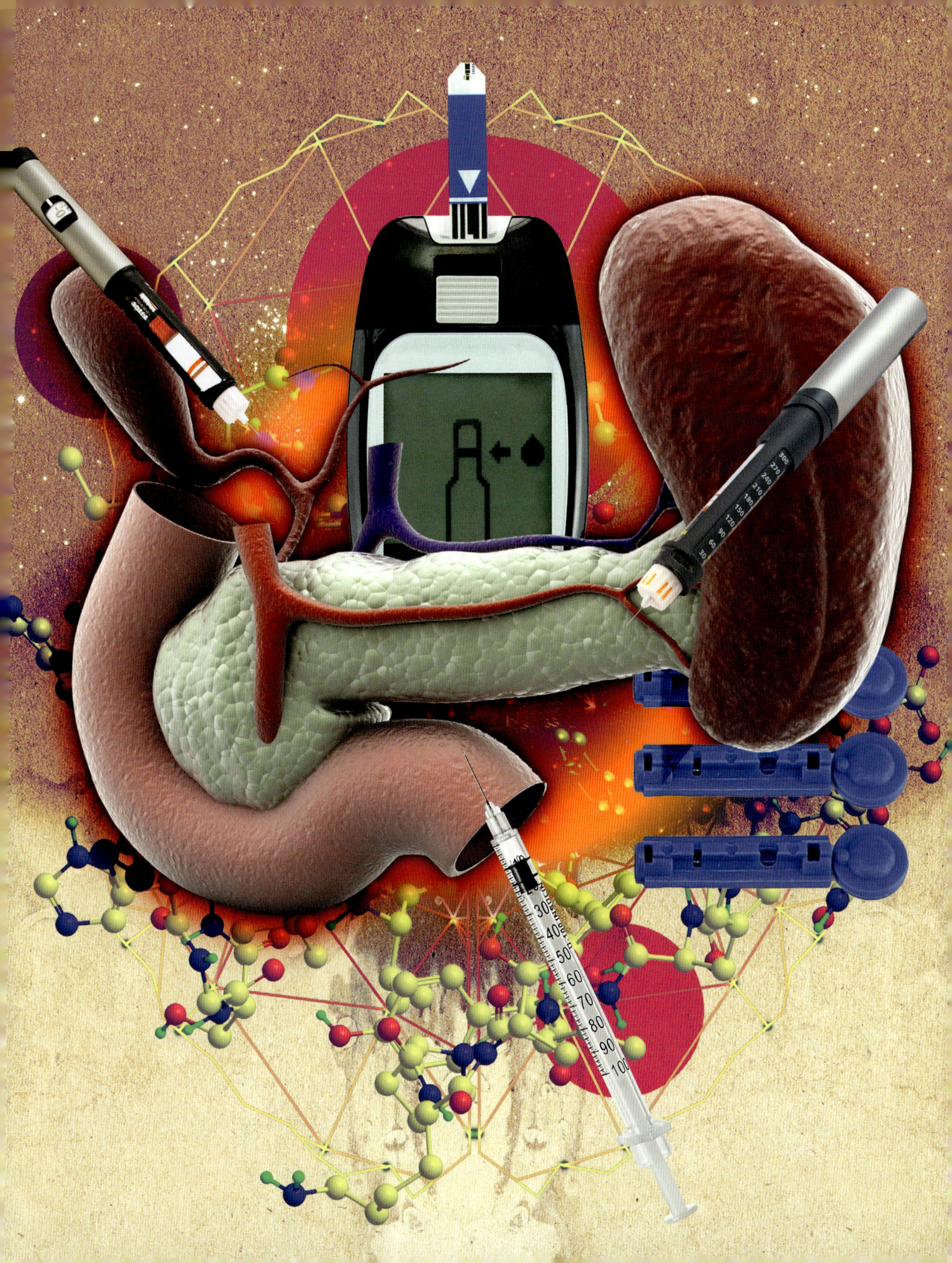
30
40
50
60
70
80
90
100

ESTATINAS

As estatinas formam um grupo de medicamentos que inibem um passo importante na síntese do colesterol no corpo, neutralizando uma enzima chamada hidroximetilglutaril CoA (HMG-CoA) redutase, o que leva a uma diminuição significativa nos níveis de colesterol no sangue, assim como a outros impactos no perfil lipídico da pessoa. Níveis altos de colesterol, especialmente o tipo lipoproteína de baixa densidade (LDL), estão associados ao risco crescente de doenças cardiovasculares, e reduzi-los pode levar à diminuição de ataques cardíacos e mortes. Existem hoje boas evidências para tratar pacientes com risco crescente, mas sem sinais de doença cardiovascular (prevenção primária), e aqueles com doença cardiovascular inicial (prevenção secundária). Há sete tipos de estatinas comercializados: atorvastatina, fluvastatina, lovastatina, pitavastatina, pravastatina, rosuvastatina e sinvastatina. Elas variam quanto à absorção e metabolização, levando à diferença de potência e de efeitos colaterais. Podem ser usadas sozinhas ou em combinação com outros agentes redutores de lipídios. Os efeitos colaterais das estatinas são dores e lesões musculares, risco crescente de diabetes tipo 2 e anormalidades nos testes de função hepática, que podem ser monitorados durante o tratamento. Além da medicação, os pacientes devem adotar um estilo de vida saudável.

PRESCRIÇÃO
As estatinas pertencem a um grupo de medicamentos que reduzem os níveis de colesterol no sangue e diminuem o risco de doenças cardiovasculares.

TRATAMENTO
As estatinas foram originalmente derivadas de espécies fúngicas pelo professor Akira Endo, quando tentava desenvolver novos agentes antibióticos. O que ele descobriu, entretanto, foram inúmeras substâncias químicas que impediam o crescimento das bactérias ao bloquear uma enzima fundamental na produção de colesterol dentro das células. A primeira estatina comercializada foi a lovastatina, mas foi outra, a atorvastatina, que se tornou um dos medicamentos mais vendidos de todos os tempos.

TEMAS RELACIONADOS
ANTIBIÓTICOS
p. 76

DIABETES MELLITUS
p. 96

DOENÇA VASCULAR
p. 98

DADOS BIOGRÁFICOS
AKIRA ENDO
1933-
Bioquímico japonês, conduziu o trabalho inicial de isolamento da HMG-CoA redutase a partir de fungos

JOSEPH GOLDSTEIN E MICHAEL BROWN
1940- e 1941-
Geneticistas norte-americanos, receberam o Nobel por seu trabalho sobre o metabolismo do colesterol, que levou ao desenvolvimento das estatinas

CITAÇÃO
Martin Veysey

As estatinas inibem a síntese do colesterol, reduzindo os riscos de doenças cardiovasculares.

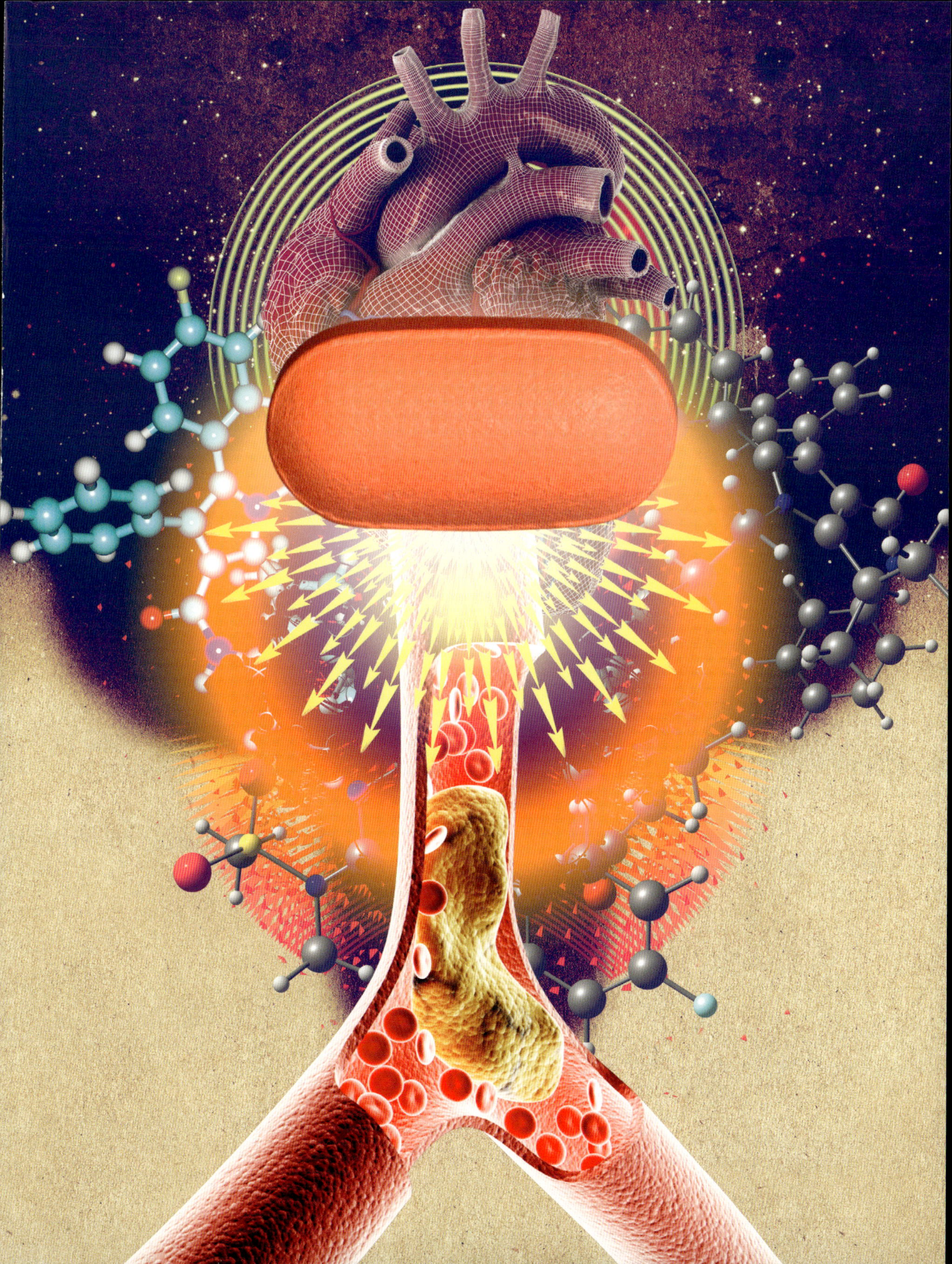

1836
Nasce em Whitechapel, East London, a segunda de doze filhos

1854
Conhece Emily Davies, cofundadora do Girton College Cambridge, em uma viagem de visita a amigos em Gateshead

1859
Viaja para Londres para conhecer Elizabeth Blackwell, a primeira norte-americana a se formar médica

1865
Passa nos exames e obtém a Licença da Sociedade dos Apotecários (LSA) permitindo que praticasse medicina

1866
Abre o Dispensário St. Mary para Mulheres e Crianças, para que a população feminina mais pobre tivesse atendimento médico feito por mulheres

1870
Obtém o grau de doutora pela Universidade de Paris

1873
É a primeira mulher a se tornar membro da Associação Médica Britânica

1874
Funda com Sophia Jex-Blake a Escola de Medicina para Mulheres de Londres

1908
Eleita prefeita de Aldeburgh, em Suffolk, a primeira prefeita da Inglaterra

1917
Morre aos 81 anos

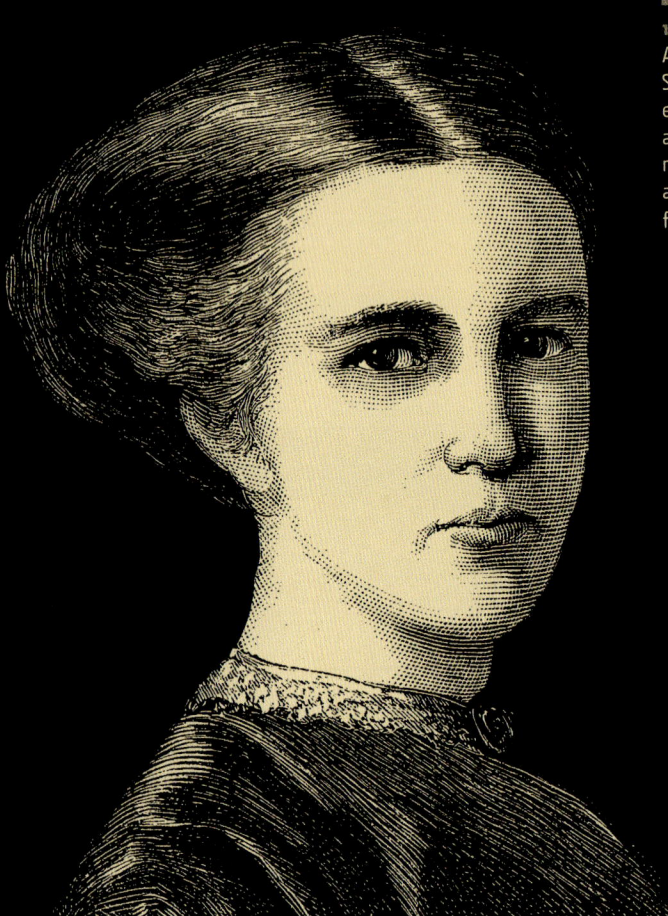

ELIZABETH GARRETT ANDERSON

Elizabeth Garrett Anderson foi uma verdadeira pioneira. Sua determinação inabalável para se formar médica e ser reconhecida como tal pelos profissionais da Inglaterra vitoriana preparou o caminho para muitas mulheres seguirem seus passos.

A vida e a carreira de Garrett foram moldadas por dois encontros que teve quando jovem, nos anos 1850: primeiro, com Emily Davies, que fazia campanha pelo direito das mulheres de ter acesso à universidade, e o segundo, com Elizabeth Blackwell, a primeira médica dos Estados Unidos. Ambas a incentivaram a perseguir seu objetivo de se formar médica. O pai de Garrett, apesar de ter se oposto inicialmente a que a filha seguisse a profissão, acabou dando grande apoio a sua ambição.

A formação médica começou em 1860 como enfermeira cirúrgica no Hospital Middlesex, do qual recebeu um certificado com distinção em química e *materia medica*. Depois de ser rejeitada por muitas escolas de medicina, Garrett enfim foi admitida pela Sociedade dos Apotecários, cujos estatutos não permitiam a exclusão por gênero. Recebeu sua licença para praticar medicina em 1865, atingindo as maiores notas entre os sete candidatos que prestaram exame naquele dia. Cinco anos depois, obteve o grau de doutora pela Universidade de Paris.

Formada, mas sem conseguir colocação em hospitais por ser mulher, Garrett abriu seu consultório em Londres. Pequena a princípio, a lista de pacientes cresceu, e na esteira de seu sucesso Garrett fundou o Dispensário St. Mary – uma instituição para a população feminina pobre ter acesso a atendimento médico realizado por mulheres. Em 1873, foi a primeira mulher a se tornar membro da Associação Médica Britânica. No ano seguinte, cofundou a Escola de Medicina para Mulheres, em Londres, a primeira da Inglaterra a formar médicas. Continuou a trabalhar na escola pelo restante de sua carreira e foi reitora de 1883 até se aposentar, em 1902.

Não menos ativa na aposentadoria do que em sua carreira, Garrett continuou a campanha pelo sufrágio feminino e, em 1908, foi eleita prefeita de Aldeburgh, em Suffolk – a primeira prefeita da Inglaterra. Um ano após sua morte, o Novo Hospital para Mulheres (que se originou do Dispensário St. Mary) foi renomeado Hospital Elizabeth Garrett Anderson em sua homenagem.

Philip Cox

INIBIDORES DA BOMBA DE PRÓTONS (IBPs)

Os inibidores da bomba de prótons são os mais potentes inibidores da secreção de ácido gástrico. Desde seu desenvolvimento nos anos 1990, houve um aumento de mil por cento em seu uso, e até um em três adultos toma um IBP pelo menos uma vez por ano. As indicações comuns para IBP são o refluxo gastroesofágico, úlceras pépticas, estomacais ou duodenais, e a erradicação de *Helicobacter pylori* (a bactéria envolvida nas causas de ulceração péptica e câncer gástrico). Eles podem ser usados também para prevenir complicações gastrintestinais provocadas por anti-inflamatórios não esteroidais, como a aspirina ou o ibuprofeno. Existem cinco formas de medicamento (omeprazol, lansoprazol, pantoprazol, rabeprazol e esomeprazol), cada uma com uma farmacologia ligeiramente diferente, o que afeta não somente o desencadeamento da ação, mas também a potência e a metabolização. Os IBPs são considerados seguros, mas por usá-los em excesso algumas pessoas sofrem efeitos colaterais significativos, como fraturas, pneumonia, infecções gastrintestinais, deficiências de vitaminas e minerais e problemas renais. Normalmente os pacientes são tratados com séries curtas de IBPs no início, mas, se os sintomas persistirem, devem ser encaminhados para uma endoscopia do trato gastrintestinal superior antes de usar o medicamento em longo prazo.

PRESCRIÇÃO
Inibidores da bomba de prótons são inibidores potentes da secreção de suco gástrico usados para tratar uma série de distúrbios gastrintestinais superiores ligados à acidez.

TRATAMENTO
Muitas pessoas apresentadas aos IBPs passam a tomá-los por muito tempo, e as recomendações aos médicos é a de que esses pacientes devem tomar a dose mínima para controlar os sintomas. No tratamento de *Helicobacter pylori*, os IBPs são combinados com dois antibióticos. A eficácia do tratamento em geral é confirmada pelo teste respiratório com ureia.

TEMA RELACIONADO
CÂNCER
p. 106

DADOS BIOGRÁFICOS
BARRY MARSHALL
1951–
Médico e professor de microbiologia australiano na Universidade da Austrália Ocidental, foi o primeiro a ligar a *Helicobacter pylori* às úlceras pépticas. Em 2005 recebeu o Prêmio Nobel por sua descoberta.

CITAÇÃO
Martin Veysey

Os IBPs inibem a secreção dos ácidos gástricos no estômago. São amplamente usados para tratar distúrbios gastrintestinais e para evitar efeitos colaterais de outros medicamentos.

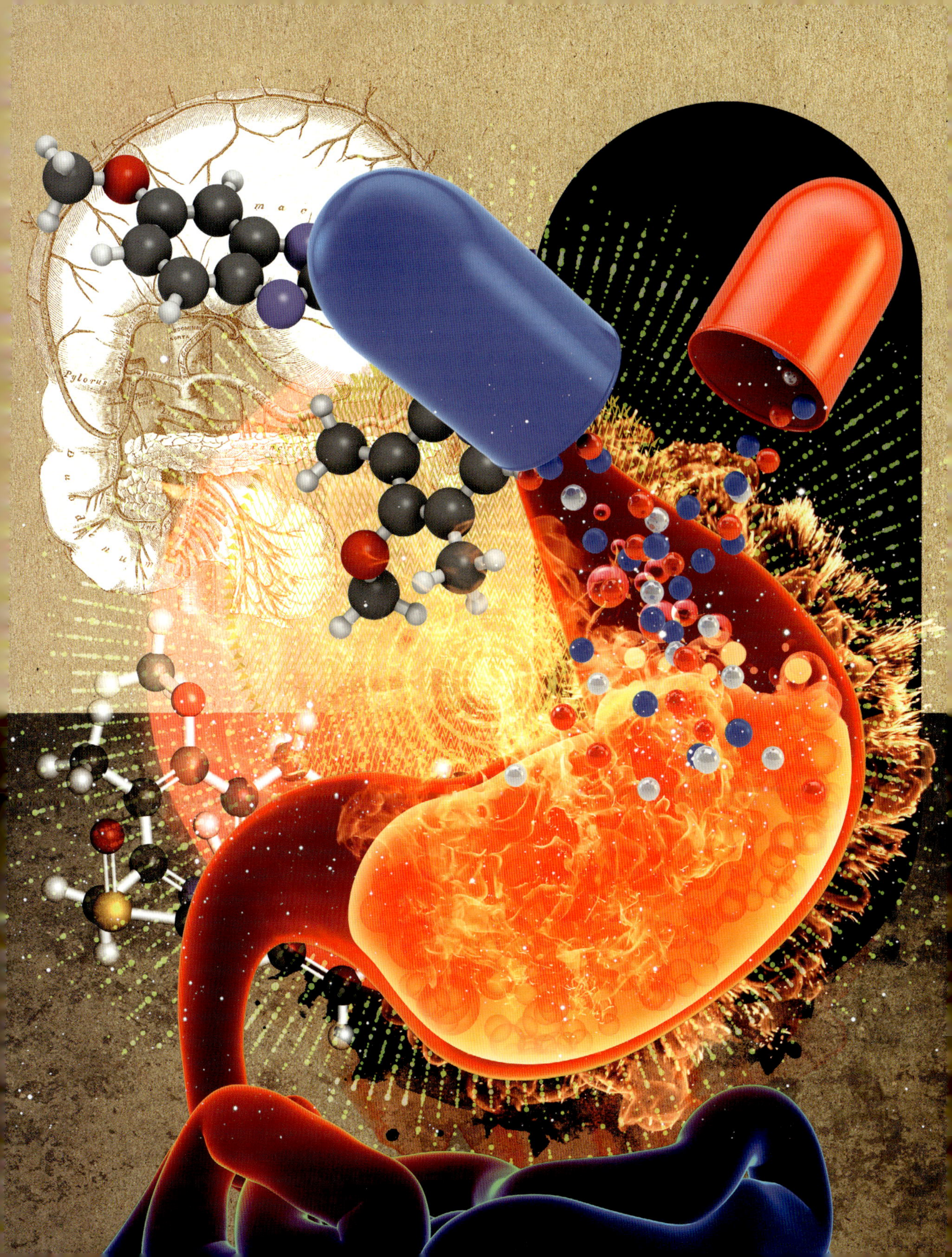
Pylorus

ANTICOAGULANTES

No corpo humano normalmente

existe um delicado equilíbrio entre a formação e a destruição de coágulos, controlado pela complexa interação entre componentes do sangue, vasos sanguíneos e a cascata de coagulação (série de reações químicas que leva à formação do coágulo). Algumas reações dependem da vitamina K. O fator X e a trombina são fundamentais na cascata e também constituem os alvos dos anticoagulantes. Destes, há quatro tipos principais. Três podem ser administrados oralmente: varfarina (antagonista da vitamina K), dabigatrana (inibidora da trombina), rivaroxabana e apixabana (inibidoras do fator X). Já a heparina (inibe a trombina e o fator X) é aplicada em injeção intravenosa ou subcutânea. Os anticoagulantes são usados para tratar coágulos de sangue em casos como trombose venosa profunda e êmbolos pulmonares, ou para prevenir a formação de coágulos em pacientes com alto risco. Pacientes com ritmo cardíaco irregular ou substituição de válvula, operados e os que têm histórico familiar ou pessoal de coágulos correm risco maior. O efeito colateral principal dos anticoagulantes é o risco de sangramento, que se manifesta em hemorragia nasal excessiva e sangramento de gengiva, mas pode ser mais grave. Os efeitos da varfarina podem ser corrigidos com vitamina K ou plasma fresco congelado. Há um antídoto específico para a heparina, mas os efeitos dos anticoagulantes orais mais recentes não são revertidos facilmente.

PRESCRIÇÃO
Anticoagulantes são medicamentos administrados oral ou parenteralmente (por injeção) usados para prevenir e tratar coágulos sanguíneos.

TRATAMENTO
Pacientes em tratamento com varfarina e heparina têm seus efeitos monitorados por exames de sangue que avaliam a cascata de coagulação. Os anticoagulantes orais mais recentes (apixabana, dabigatrana e rivaroxabana) não exigem monitoramento regular. A tendência a formar coágulos chama-se trombofilia. Uma das formas mais comuns de trombofilia familiar chama-se Fator V de Leiden e ocorre em 5% dos norte-americanos brancos. Até 30% dos pacientes com trombose venosa profunda apresentam essa condição.

TEMA RELACIONADO
DOENÇA VASCULAR
p. 98

DADOS BIOGRÁFICOS
KARL LINK
1901-1978
Bioquímico norte-americano, descobriu o fator hemorrágico produzido no feno de trevo-cheiroso estragado que levou ao desenvolvimento da varfarina

CITAÇÃO
Martin Veysey

Os anticoagulantes são administrados a pacientes com risco de coágulos sanguíneos. Eles agem interrompendo o processo que envolve a formação de coágulos.

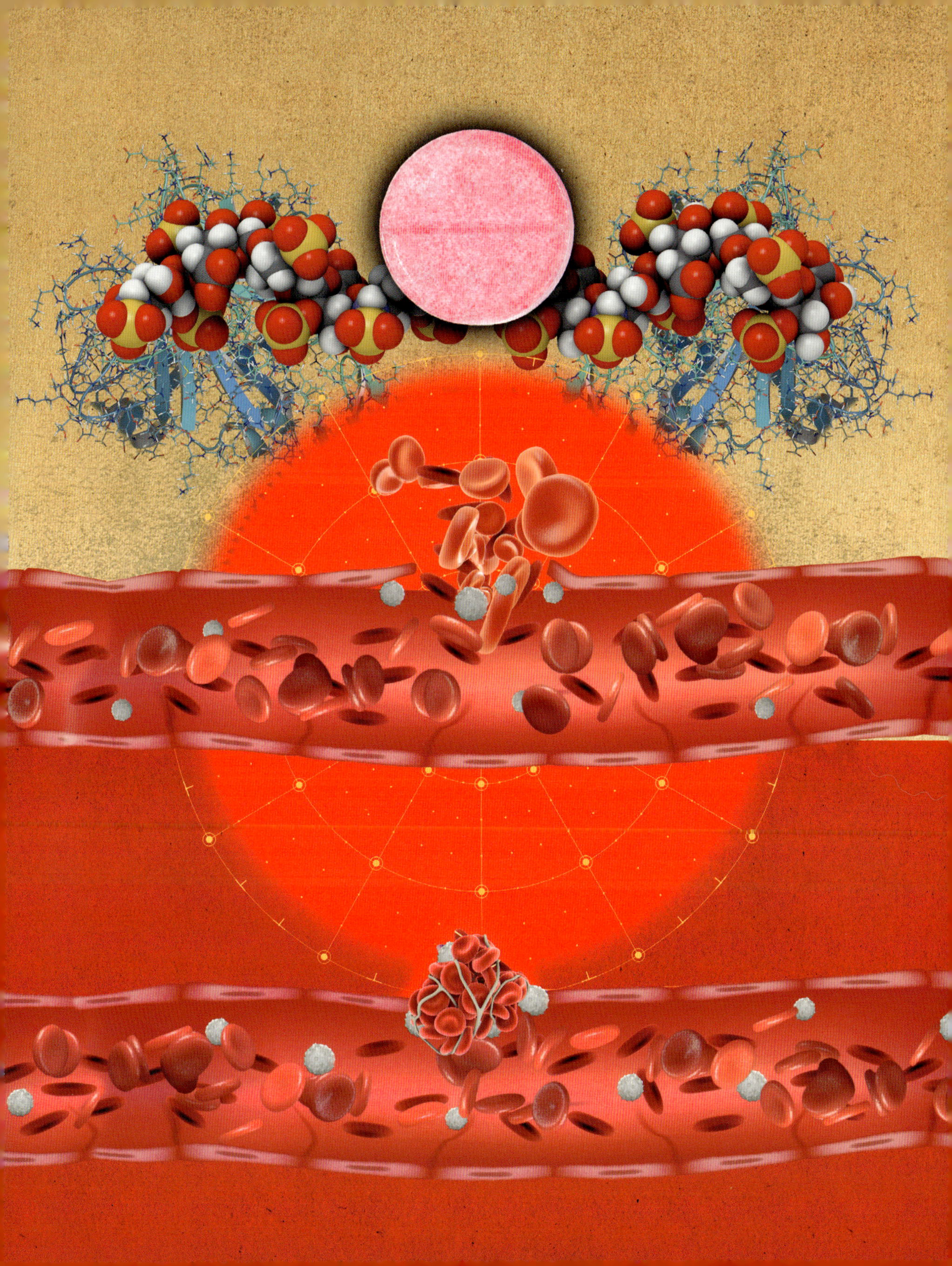

CANNABIS

O registro mais antigo do uso de *Cannabis* vem da China e remete a mais de 4 mil anos atrás. A planta tem muitas aplicações e espalhou-se mundialmente quando os espanhóis a levaram do Chile para utilizá-la como fibra. Ela cresce na natureza na maior parte do mundo, mas com frequência é cultivada para fins comerciais. Como droga, a maconha tem restrições legais em muitos lugares e conta com inúmeros termos para designá-la. A planta contém mais de 400 componentes químicos e mais de 60 canabinóis. Os canabinóis com maior potência psicoativa são os tetra-hidrocanabinóis, ou THCs. Desde o início deste século, os usuários regulares de maconha estão trocando a resina da *Cannabis* por variedades da planta que levem ao aumento significativo da potência, com teor de THC de até 15%. Geralmente ela é fumada em combinação com tabaco, mas pode ser consumida na forma de bolos e biscoitos ou bebida como extrato. Há inúmeros usos medicinais para a *Cannabis*. Pacientes com problemas neurológicos e musculoesqueléticos podem experimentar alívio de sintomas como dor e espasticidade. Ela também é empregada contra náusea em pacientes sob quimioterapia e no tratamento de pacientes com pressão ocular aumentada (glaucoma).

* O uso medicinal da *Cannabis* só é permitido no Brasil com pedido médico e autorização especial. Porém, já são comercializados alguns medicamentos à base da planta no país, também sob prescrição médica. Como droga recreativa, o uso é proibido. (Dados de 2017.)

PRESCRIÇÃO
A maconha é uma droga com restrições legais derivada da planta *Cannabis*, usada como relaxante e, mais recentemente, com fins medicinais.

TRATAMENTO
Cerca de um em quatro adultos do Ocidente admitem ter experimentado maconha pelo menos uma vez, e muitos a usam regularmente para relaxar. O uso da maconha causa aceleração do ritmo cardíaco, reduz a pressão arterial e aumenta o apetite. Pode levar à perda de memória de curto prazo e distúrbio psiquiátrico ocasional. Tem havido certa preocupação sobre a ligação entre o uso da maconha e problemas psiquiátricos de longo prazo.

TEMAS RELACIONADOS
MEDICINA TRADICIONAL CHINESA (MTC)
p. 24

TRATAMENTOS DE CÂNCER
p. 72

DADOS BIOGRÁFICOS
SHEN NUNG
2737-2698 a.C.
Imperador chinês e um dos pais da fitoterapia chinesa tradicional, apresentou o cultivo da *Cannabis* ao povo chinês

CITAÇÃO
Martin Veysey

A Cannabis *era uma das plantas básicas da medicina tradicional chinesa. Seu uso na medicina moderna é legalmente restrito e indicado para aliviar dor e combater náusea.*

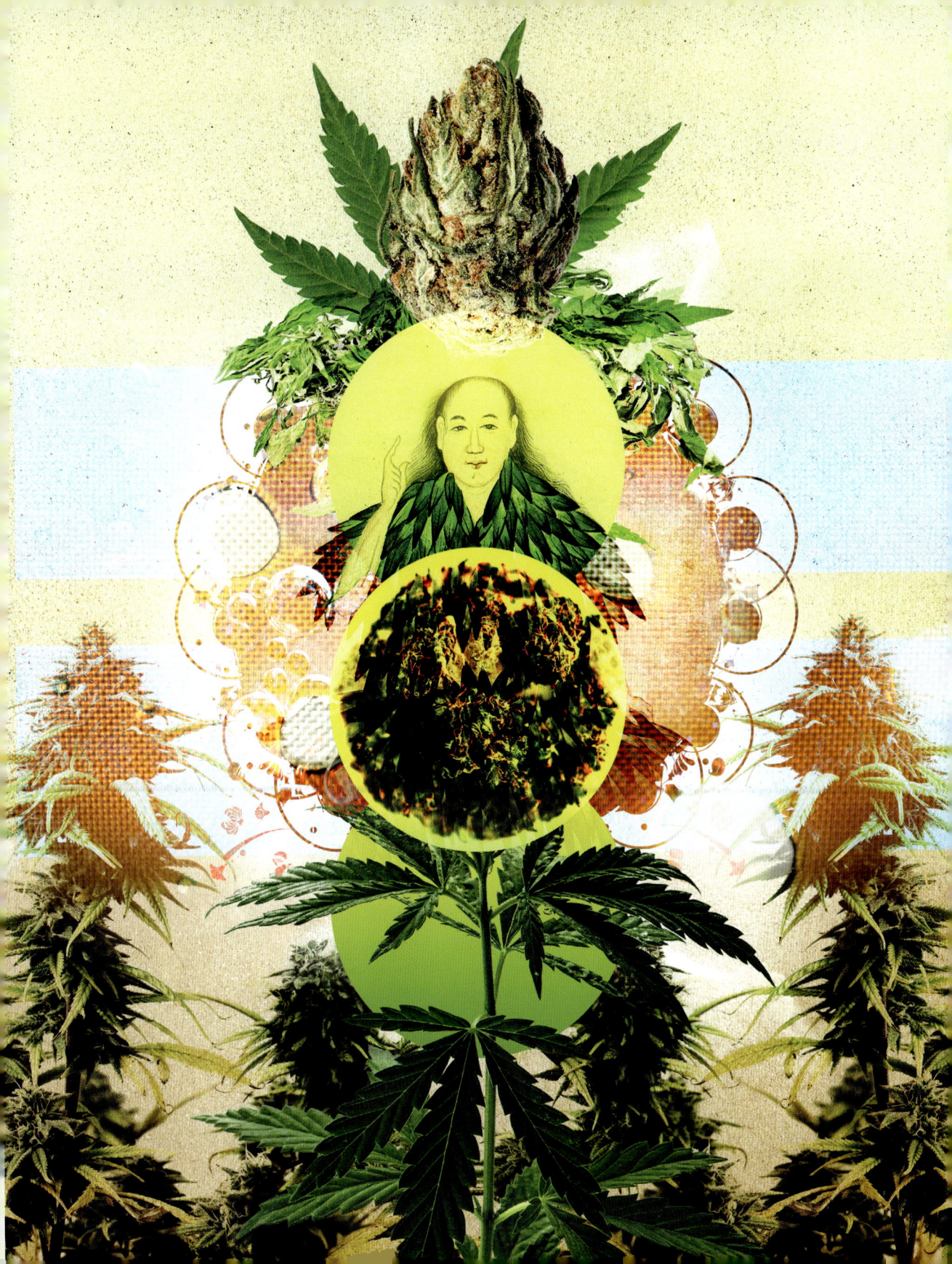

APÊNDICES

FONTES DE INFORMAÇÃO

LIVROS

Anatomia: 50 conceitos e estruturas fundamentais explicados de forma clara e rápida
Gabrielle M. Finn
(Publifolha, 2016)

Anatomia e fisiologia para leigos
Maggie Norris e Donna Rae Siegfried
(Alta Books, 2010)

Blood and Guts: A Short History of Medicine
Roy Porter
(Penguin, 2003)

BMA New Guide to Medicine & Drugs
Kevin M. O'Shaughnessy
(Médico editor-chefe)
(Dorling Kindersley, 2015)

Cambridge – História da medicina
Roy Porter
(Revinter, 2008)

Crucial Interventions: An Illustrated Treatise on the Principles & Practice of Nineteenth-Century Surgery
Richard Barnett
(Thames & Hudson, 2015)

Gray's Anatomy (Classics Edition)
Henry Gray
(Barnes & Noble, 2011)

The Greatest Benefit to Mankind: A Medical History of Humanity
Roy Porter
(Fontana Press, 1999)

História da medicina
William Bynum
(L&PM Editores, 2011)

Kumar and Clark's Clinical Medicine
Parveen Kumar e Michael L. Clark
(Elsevier, 2016)

The Making of Mr Gray's Anatomy: Bodies, Books, Fortune, Fame
Ruth Richardson
(Oxford University Press, 2009)

Oxford Handbook of Clinical Medicine
Murray Longmore, Ian Wilkinson, Andrew Baldwin e Elizabeth Wallin
(Oxford University Press, 2014)

Terminologia médica para leigos
Beverley Henderson e Jennifer Lee Dorsey
(Alta Books, 2015)

Virtual Anthropology: A Guide to a New Interdisciplinary Field
Gerhard W. Weber e Fred L. Bookstein
(Springer, 2011)

SITES

American Journal of Medicine
www.amjmed.com

American Medical Association
www.ama-assn.org/ama

Australian Medical Association
ama.com.au

British Medical Association
www.bma.org.uk

Drauzio Varella
www.drauziovarella.com.br

British Medical Journal
www.bmj.com

General Medical Council
www.gmc-uk.org

The History Learning Site:
A History of Medicine
www.historylearningsite.
co.uk/a-history-of-medicine

Injeção na Testa
www.revistaforum.com.br/injecaonatesta

Mayo Clinic Diseases and
Conditions Database
www.mayoclinic.org/diseases-conditions

Medicine Net
www.medicinenet.com

Merriam Webster's Medical Dictionary
www.merriam-webster.com

Monthly Index of Medical Specialities (MIMS)
www.mims.co.uk

National Health Service (NHS)
www.nhs.uk

OMS
www.who.int/eportuguese/countries/bra/pt

Science Museum: Brought to Life,
Exploring the History of Medicine
www.sciencemuseum.org.uk/broughttolife

Web Md A-Z of Drugs and Medications
www.webmd.com/drugs

The Wellcome Collection
wellcomecollection.org

SOBRE OS COLABORADORES

EDITORA

Gabrielle M. Finn é professora-sênior de educação médica na Escola de Medicina Hull York. Gabrielle é anatomista e uma educadora que tem prazer em ensinar um grande número de profissionais de saúde. Seus interesses em pesquisa abrangem profissionalismo médico e pedagogia da anatomia. Gabrielle é orientadora de Educação da Sociedade de Anatomia. Seu doutorado é em educação médica.

COLABORADORES

Philip Cox é professor de fisiologia na Escola de Medicina Hull York e na Universidade de York. Sua pesquisa é voltada para a biomecânica e a evolução do sistema mastigatório. Além de pesquisar e ensinar na universidade, Phil gosta de fazer palestras sobre ciência e medicina e contribuiu para eventos realizados pelo National Science Learning Centre, o Prince's Teaching Institute e o Cambridge Science Festival.

Laura Fitton é professora de anatomia na Escola de Medicina Hull York. Ela pesquisa a biomecânica mastigatória de primatas e humanos aplicando diversas modalidades de imagiologia e técnicas de modelagem virtual para o estudo da forma e da função do crânio. Ensina anatomia macroscópica para estudantes de medicina e anatomia virtual no nível de pós-graduação.

Joanna Matthan é professora na Faculdade de Educação Médica da Universidade de Newcastle, na Inglaterra, com formação em medicina e inglês e uma carreira anterior no mundo corporativo. Ela ensina sobretudo anatomia a estudantes de medicina e odontologia, mas também está comprometida com a ampliação do acesso à medicina e é apaixonada por ensinar anatomia clinicamente relevante a médicos em pós-graduação de cirurgia, anestesia e radiologia. Seu campo de interesse em pesquisa vai de temáticas de anatomia a domínios médicos mais amplos.

Larissa Nelson é professora na Faculdade de Biociências da Universidade Cardiff, no País de Gales. Anatomista, ela está principalmente envolvida em ensinar estudantes de medicina e odontologia. Seus interesses estão nos campos da anatomia, pedagogia e educação médica. Seu doutorado é sobre reparação cartilaginosa, e ela está atualmente completando seu mestrado em educação para os profissionais de saúde. Ocupa um assento no Comitê de Educação da Sociedade de Anatomia.

Martin Veysey, gastrenterologista e acadêmico clínico, trabalha na Faculdade de Medicina e Saúde Pública da Universidade de Newcastle, em Nova Gales do Sul, Austrália. Formou-se em Medicina no Guy's Hospital, no Reino Unido, e emigrou para a Austrália há mais de dez anos. Seus interesses abrangem nutrição, genética, educação médica e como conseguir os melhores resultados para seus pacientes.

ÍNDICE

A
acetaminofeno
   ver paracetamol
ácido gástrico 134, 146
açúcar no sangue 90, 96
acupuntura 12, 24
anabolizantes 134
analgésicos antitérmicos 134
Andersen, Dorothy 108
anestesia 80
aneurismas 90, 98
anti-inflamatórios 134
antibióticos 76, 90
anticoagulantes 148
anticorpos 68, 70
antidepressivos 135, 138
antidepressivos tricíclicos (ADTs) 135
antígenos 68
antissépticos 28, 39
Appia, Louis 100-1
Archadiou, Stelios 42
artérias 90
Asclepion 12
ataques do coração 98
Axelrod, Julius 136

B
bactéria 68, 76
Banting, Frederick 96, 140
Barton, Clara 100-1
bem-estar social 13, 22
Bertschinger, Claire 118
Best, Charles H. 96, 140
Beveridge, William 22
bioimpressão 64
Bismarck, Otto von 22
Blackwell, Elizabeth 145
blastócito 48
Breuer, Josef 86
Brown, Joseph 142
Brown, Louise 32
Burckhardt, Gottlieb 84
Burdon-Sanderson, John Scott 76
bypasses 34

C
campos elétricos 48
campos magnéticos 48
câncer 72, 106
Cannabis 150
células beta 134
células-tronco 60
Chain, Ernst 78-9
charlatanismo 13
cirurgia minimamente invasiva 44
cirurgia paliativa 68, 72
cirurgia robótica 44
cirurgiões-barbeiros 16, 68, 72
Clark, Graeme 42
condições assépticas 68
contracepção 74
Cormack, Allan MacLeod 52
corpos de Lewy 94
crenças mágico-religiosas 13-4
cristais piezoelétricos 49
Cruz Vermelha Americana 100-1
cuidados primários 115
curandeiros 14
Curie, Marie 106
Curie, Pierre 56

D
Davy, Humphry 80
Delisi, Charles 36
demência 94
derrames 91, 98
diabetes 96, 98, 140, 142
diálise 40
DNA 28, 36
doença aguda 28
Doença Arterial Coronariana (DAC) 98
Doença Arterial Periférica 98
doença congênita 28
doença crônica 28
doença do vírus ebola 110
doença endêmica 90
doença vascular 98
Donald, Ian 56
dopamina 134, 138
drogas psicoativas 135

E
Edwards, Robert 32
eletroconvulsoterapia (ECT) 84
embalsamamento 28
embrião 28
Endo, Akira 142
enfermeiras 118
engenharia de tecido 60
enxerto 48
erva-de-são-joão 138
estatinas 142

F
farmacêuticos 128
farmacologia 135
Fator V de Leiden 148
fertilização in vitro (FIV) 32
feto 28
fibrose cística (FC) 108
fisioterapeutas 91, 116
fitoterápicos 12
Fleming, Alexander 76, 78-9
Florey, Howard 78-9
fórceps 114
Freeman, Walter Jackson II 84
Freud, Sigmund 86
Freund, Leopold 122

G
Garrett Anderson, Elizabeth 144-5
gás hilariante 80
Gaskin, Ina May 130
geneterapia 29, 108
geriátrico 114
glóbulos brancos 69
glóbulos vermelhos 69
Goldstein, Joseph 142
Greatbatch, Wilson 34
Grubbe, Emil 72
grupos sanguíneos 28

H
Haeckel, Ernst 60
Hahnemann, Samuel 20
Halsted, William Stewart 72
hidroterapia 114, 116
Hipócrates 18-20
homeopatia 20
Hounsfield, Godfrey 52
Hull, Charles 64

I
impressão 3-D 64
imunização 70
inervação muscular 48
inibidores da bomba de prótons (IBPs) 146
Injeção Intracitoplasmática de Espermatozoides 32
insulina 96, 140

J
Jacobs, Aletta Henriette 74
Jansky, Jan 82
Jenner, Edward 70, 120
Juramento de Hipócrates 12, 19

K
Keys, Ancel Benjamin 98
Kolff, Willem 40
Kuhn, Roland 138
Kuiken, Todd 62

L
ladrões de corpos 16
Landsteiner, Karl 82

Langerhans, Paul 140
Laveran, Alphonse 92
Li Shizhen 24
Link, Karl 148
lipídios 134
Lister, Joseph 38-9
lobotomia 84
luz ultravioleta (UV) 49

M
Macintyre, John 50
mal de Alzheimer 94
malária 92
Mansfield, Peter 54
marca-passo 34
Marshall, Barry 146
medicina aiurvédica 12, 24
medicina alternativa 12
medicina holística 13
Medicina Tradicional Chinesa (MTC) 24
médicos 120
    ver também médicos de família e comunidade
médicos associados 126
médicos de família e comunidade 12, 22, 120
membros artificiais 62
Mesmer, Franz Anton 86
Moniz, Egas 84
Montagnier, Luc Antoine 104
Morse, Harmon Northrop 136
Morton, William Thomas Green 80
Murray, Joseph Edward 30

N
Nightingale, Florence 124-5
noradrenalina (NA) 134, 138

O
O'Connor, Basil 102
obstetrícia 48
oncologistas 115

ondas de rádio 49
ondas sonoras 49
órgãos biônicos 42, 62
ortopedia 115
Osler, William 58-9

P
Paracelso 20
paracetamol 136
Paré, Ambroise 16
parteiras 130
Pasteur, Louis 39, 70
patógenos 68
Pavlov, Ivan 86
pediatria 115
Pemberton, John 128
penicilina 76
pessários 69
Piot, Peter 110
plaquetas 59, 69
plasma 69
poliomielite 102
Pooley, William 118
Power, Stephen 64
procedimento intravenoso 134
processos 135
Projeto Genoma Humano (PGH) 36
próteses mioelétricas 48, 62
protozoário 91-2
pseudociência 13
psicocirurgia 69
psicoterapia 86
psicotrópico 69
purgação 13

Q
quimioterapia 72

R
radiação 115
radiação eletromagnética (RE) 48
radiação ionizante 48

radiodensidade 49
radiografia em placa plana 48
radioterapia 50, 72, 122
raios X 50
receptores canabinoides 134
regeneração de tecido 49
Ressonância Magnética (RM) 54
Rivers, W. H. R. 14
Rock, John 74
Röntgen, Wilhelm 50
Ross, Ronald 92

S
Sabin, Albert 102
Salk, Jonas 102
Sanger, Frederick 140
sangria 12
Sérgio, Marco 62
serotonina 135, 138
Sertürner, Friedrich 128
Sharp, Jane 130
Shen Nung 150
sinais mioelétricos 29
Síndrome da Imunodeficiência Adquirida (AIDS) 104
síndrome de Korsakoff 94
síndrome de Reye 135-6
sistema imunológico 68
sistema nervoso central (SNC) 90
sistemas de saúde 22
Skinner, B. F. 86
Sorano de Éfeso 74
Stead, Eugene Anson 126
sucussão 13, 20

T
tecido mole 49
tecnólogos em saúde 114
tendões 29
terapia cognitivo-comportamental (TCC) 134, 138
terapia manual 114

Tesla, Nikola 54
Thomson, James 60
tomografia computadorizada (TC) 52
transfusões de sangue 82
transplante de pâncreas 140
transplante de órgãos 30
trombina 135, 148

U
ultrassom 29, 56
Unidade de Urgência e Emergência 114

V
vacinação 70
varfarina 148
vasos linfáticos 90
vasos sanguíneos 28
veias 29
Vesalius, Andreas 16
vírus 69, 76
Vírus da Imunodeficiência Humana (HIV) 104
vitamina K 135, 148

W
Winston, Robert 32
Wright, Almroth 79

X
xamãs 14

Y
Yamanaka, Shinya 60
Youyou, Tu 92

AGRADECIMENTOS

CRÉDITOS DE IMAGENS
A Ivy Press gostaria de agradecer às seguintes pessoas e organizações pela gentileza de autorizar a reprodução das imagens deste livro. Todos os esforços foram feitos para dar o devido crédito às fotografias; não obstante, pedimos desculpas caso tenha havido alguma omissão involuntária.

Clipart.com: 38.
Getty Images/Popperfoto: 78.
Library of Congress, Washington, D.C.: 15C, 51C, 51CD, 81TD, 100, 103TD, 119T e B (BG), 124, 129TD.
New York Public Library: 15CL, 63CD.
Science Photo Library/Martin Krzywinski: 37C.
Shutterstock: 15BD; 3D Vector: 23C; 3Dstock: 143T; A and N photography: 121TD; A-R-T: 137TD; Adike: 41BC; Adriaticfoto: 73T, 105T; Africa Studio: 21C; Aleksandr Kurganov: 151T (BG); Alex Mit: 109C; Alexandr III: 57C(BG); Alexilusmedica: 95BE, 103E, 139C; Alexonline: 35BD; Alfocome: 21TC; Algirdas Gelazius: 151T (BG); Alila Medical Media: 149C e B (main); Andrii Vodolazhskyi: 83CE e CD; Anton Gvozdikov: 31TC; Ase: 85BG; Attem: 57B; B Brown: 9BG, 77BG; Balein: 9TD, 77TD; Belekekin: 65BD; Blackboard1965: 18; Blackpixel: 121CD; Blamb: 41TD, 139C (sobreposta); Blue Planet Earth: 23BG; Boyan Dimitrov: 151C (E e D); Bruce Rolff: 95BC; Chirva: 21C; Chombosan: 61T; Creations: 43BC; Cristi180884: 75CD; Daivi: 141CD; Davydenko Yuliia: 141BD; Decade3d-anatomy online: 43TD, 71BE e BD, 83E e D, 147C; Designua: 45BC, 75C (E-D); Digital Storm: 35C, 35BE, 85TC; Dmitry Kalinovsky: 45T; Dny3d: 23T (BG); Dragana Gerasimoski: 33B (E to D); Dudarev Mikhail: 87BC; Duplass: 131C (corpo); Eder: 21BE; Everett Collection: 131TD; Everett Historical: 7C, 51TE, 71BD; Ewais: 2BE, 119BE; Extender_01: 107B (BG); Filmlandscape: 87BC; Flareimages: 117B; Foxterrier2005: 75C, 143CE, 143CD, 143B (BG); Frees: 51CE; Galushko Sergey: 43B (BG); Gen Epic Solutions: 107TE e BE; General-fmv: 55T e B; Grebcha: 9TD, 9CE, 9B, 77TD, 77CE, 77B; Gts: 23B; Herjua: 81C; Hjochen: 25TD; i3alda: 73C; Iodrakon: 131C (head); Jag_cz: 147C (BG); jannoon028: 123BG; Jezper: 73C; JFs Pic Factory: 35TD; JPC-Prod: 129TE (BG); Juan Gaertner: 95T e B, 95C, 97B (BG); Kalewa: 99T; Kateryna Kon: 9TC, 77CD, 83BG, 93BC, 103BE; Kathathep: 149C e B; Katsiuba Volha: 35BG; Kjpargeter: 65CD; Kletr: 93T; Kocakayaali: 41BD; Kondor83: 55T (BG); Koya979: 33TC; koya979: 33TD; Kreangkrai Indarodom: 141TC e CD; Kriangx1234: 123B; Kwangmoozaa: 75BD; Lenetstan: 127BD; LifetimeStock: 23CL; Lightspring: 99CE, CD e B; Linda Bucklin: 117C; MaluStudio: 73BG; marilyn barbone: 21BG; Marynchenko Oleksandr: 129C; Maximus256: 7BD; Maxx-Studio: 43BC; Maya2008: 137C; Meletios: 109C e B; Milles Studio: 151C; Molekuul_be: 9BD, 77BD, 81TE, 93BD, 97C, 105C, 137B, 139TD, 139CE, 147TE, 147CL, 149T, 149T (BG); Monkey Business Images: 2TD, 119TD, 121BE; Morphart Creation: 81BD; Mr. High Sky: 83B; Natykach Nataliia: 37C; Nav: 55 (principal), 65T, 73T; Nerthuz: 31C (E para D), 85C; Nixx Photography: 111TC e E; Nomad_Soul: 139BG; O2creationz: 141C; Oksana2010: 23CD; Oleksiy Mark: 129T (BG); Olga Zakharova: 111T; Ollyy: 87C; Ondrej83: 141TE; Onur Gunduz: 9C, 9BG, 77C, 77BG; Ostill: 121TE, 121C; OZMedia: 51BD; Paper Street Design: 65BG; Petarg: 103BG; Peteri: 93C; Petr Salinger: 81BD; Phovoir: 23T; Pogonici: 129B; Potapov Alexander: 121CD (BG), Poznyakov: 123E; Ppart: 129TD (BG); Praisaeng: 51TD; Pressmaster: 127T; Puwadol Jaturawutthichai: 53T e B, 109T (BG); Rafal S: 97TC; Raimundo79: 141B (BG); Raj Creationzs: 107C, 143BC; Ralf Neumann: 45BG; Ralwel: 105BE; Rawpixel.com: 37C (externa); Roberto Piras: 43TE' royaltystockphoto.com: 149C e B; Samuel Micut: 53C; Santibhavank P: 85E e D; Sarans: 139TE e BD; Sarayoot: 85 (BG); Science photo: 61B; Sciencepics: 33C, 43BC, 75TE; Sebastian Kaulitzki: 31E, 31C e BC, 31R, 33TE, 41E, 45BD, 83BG, 83BG, 95CE, 99C, 105TE e BD, 149BC; Sebastian Tomus: 61C; Sfam_photo: 123C (BG); ShaunWilkinson: 143C, 149TC; SkyPics Studio: 57C (BG); Sportpoint: 63C; Spwidoff: 127BE; Suthee Treewatanawong: 2TE, 119TE; Suwat Wongkham: 75TC; Syda Productions: 2CD, 119BG; Tefi: 95TD, 95BD; Terayut Janjaranuphab: 121BD; Thailoei92: 51BE; Timquo: 147TD; Toeytoey: 45BG, 93BG C e E; Tristan Tan: 25C; Tyler Olson: 123D; Valentyn Volkov: 31BG, 151BC; Vector FX: 99T e B (BG); Vereshchagin Dmitry: 131TE e BE; Ververidis Vasilis: 57T (BG); Vilor: 25BD; VirtualMaker: 53BG; Vladimir Arndt: 105B; Vladystock: 43C; Volodymyr Krasyuk: 75TE; Wavebreakmedia: 117T; Willyam Bradberry: 63BD; Wire_man: 111BC; Wk1003mike: 131BD; Xrender: 95CE (interna); YamabikaY: 151T.
U.S. National Library of Medicine: 87TE, 87CD.
Wellcome Library, Londres: 9TE, 15TE, 17TE, 17C (principal), 17BC, 17BD, 21TE, 21TC, 25TE, 25BC, 57T, 58, 63TE, 63TD, 71TC, 71CE, 77TC, 85B, 87T (BG), 87BD, 97TE, 107CD, 107BG, 144, 151TC.